BERATEN IN DER ARBEITSWELT

Herausgegeben von
Stefan Busse, Heidi Möller, Silja Kotte und Olaf Geramanis

Olaf Geramanis

Selbstorganisation durch Selbstdiagnose

Organisationsberatung zwischen Prozess und Struktur

VANDENHOECK & RUPRECHT

Bibliografische Information der Deutschen Nationalbibliothek:
Die Deutsche Nationalbibliothek verzeichnet diese Publikation in der Deutschen Nationalbibliografie; detaillierte bibliografische Daten sind im Internet über https://dnb.de abrufbar.

Koninklijke Brill BV umfasst die Imprints Brill, Brill Nijhoff, Brill Schöningh, Brill Fink, Brill mentis, Brill Wageningen Academic, Vandenhoeck & Ruprecht, Böhlau und V&R unipress.

Umschlagabbildung: shutterstock_2442763211

Satz: SchwabScantechnik, Göttingen
Druck und Bindung: Elanders Waiblingen, Waiblingen
Printed in the EU

Vandenhoeck & Ruprecht Verlage | www.vandenhoeck-ruprecht-verlage.com
E-Mail: info@v-r.de

ISSN 2625-6061 (print) | ISSN 2625-607X (digital)
ISBN 978-3-525-40883-4 (print)
ISBN 978-3-647-40883-5 (digital) | 978-3-666-40883-0 (E-Library)

Inhalt

Zu dieser Buchreihe

Die Reihe wendet sich an erfahrene Berater:innen, die Lust haben, scheinbar vertraute Positionen neu zu entdecken, neue Positionen kennenzulernen und die auch angeregt werden wollen, eigene zu beziehen. Wir denken aber auch an Kolleginnen und Kollegen in der Aus- und Weiterbildung, die neben dem Bedürfnis, sich Beratungsexpertise anzueignen, verfolgen wollen, was in der Community praktisch, theoretisch und diskursiv en vogue ist. Als weitere Zielgruppe haben wir mit dieser Reihe Beratungsforscher:innen, die den Dialog mit einer theoretisch aufgeklärten Praxis und einer praxisaffinen Theorie verfolgen und mit gestalten wollen, im Blick.

Theoretische wie konzeptuelle Basics als auch aktuelle Trends werden pointiert, kompakt, aber auch kritisch und kontrovers dargestellt und besprochen. Komprimierende Darstellungen »verstreuten« Wissens als auch theoretische wie konzeptuelle Weiterentwicklungen von Beratungsansätzen sollen hier Platz haben. Die Bände wollen auf je rund 90 Seiten den Leser:innen, die Option eröffnen, sich mit den Themen intensiver vertraut zu machen als dies bei der Lektüre kleinerer Formate wie Zeitschriftenaufsätzen oder Hand- oder Lehrbuchartikeln möglich ist.

Die Autorinnen und Autoren der Reihe werden Themen bearbeiten, die sie aktuell selbst beschäftigen und umtreiben, die aber auch in der Beratungscommunity Virulenz haben und Aufmerksamkeit finden. So werden die Texte nicht einfach abgehangenes Beratungswissen nochmals offerieren und aufbereiten, sondern sich an den vordersten Linien aktueller und brisanter Themen und Fragestellungen von Beratung in der Arbeitswelt bewegen. Der gemeinsame Fokus liegt dabei auf einer handwerklich fundierten, theoretisch verankerten und gesellschaftlich verantwortlichen Beratung. Die Reihe versteht sich dabei als methoden- und Schulen übergreifend, in der nicht einzelne Positionen prämiert werden, sondern zu einem transdisziplinären und interprofessionellen Dialog in der Beratungsszene anregt wird.

Wir laden Sie als Leser:innen dazu ein, sich von der Themenauswahl und der kompakten Qualität der Texte für Ihren Arbeitsalltag in den Feldern Supervision, Coaching und Organisationsberatung inspirieren zu lassen.

Stefan Busse, Heidi Möller, Silja Kotte und Olaf Geramanis

Vorwort

In der heutigen Arbeitswelt stehen Organisationen vor der Herausforderung, das Verhalten ihrer Mitarbeitenden effektiv zu steuern, aber ebenso ihr freiwilliges Engagement zu fördern. Traditionelle Ansätze, die sich lediglich auf Anreize und Kontrolle stützen, stoßen dabei schnell an ihre Grenzen.

Demgegenüber setzen moderne Managementkonzepte verstärkt auf die Eigenverantwortung der Mitarbeitenden. Hierbei rücken die Fähigkeiten zur Selbstorganisation und die Bereitschaft, Verantwortung zu übernehmen, in den Vordergrund. Während klare Strukturen und Vorgaben weiterhin wichtig sind, zeigt sich der wahre Erfolg einer Organisation[1] darin, wie gut ihre Mitglieder innerhalb dieser Rahmenbedingungen eigenständig und im Sinne der gemeinsamen Ziele handeln. Dieses Buch widmet sich der Frage, wie Selbstorganisation innerhalb von Gruppen und Teams in Organisationen nachhaltig gefördert werden kann, welche Vorteile sie mit sich bringt, aber auch wie überaus komplex ihre Umsetzung ist.

Dieses Buch ist sehr praxisorientiert geschrieben, wobei es zum Thema »Gruppendynamik« und »Selbstorganisation in Gruppen« aktuell sehr viel gute Forschung und Literatur gibt. Exemplarisch sei hier auf die folgenden Publikationen verwiesen:

- Andreas Amann (2023): Das gruppendynamische Feld. Struktur – Dynamik – Prozess – Praxis. Wiesbaden: Springer Fachmedien.
- Babette Julia Brinkmann und Karl Schattenhofer (2022): Erfolgreiche Teams in der Selbstorganisation. Sechs Aufgaben, damit

1 In diesem Buch wird der Begriff »Organisation« als übergeordnete Bezeichnung für alle Formen organisierter Arbeitskontexte verwendet. Dies schließt Verwaltungen, Unternehmen (Profit-Organisationen), Non-Profit-Organisationen, Vereine sowie Stiftungen gleichermaßen ein.

Teams arbeitsfähig werden – und welche Rolle Führung dabei spielt. München: Vahlen.

- Rosa Budziat und Hubert R. Kuhn (2021): Gruppen und Teams professionell beraten und leiten. Handbuch Gruppendynamik für die systemische Praxis. Göttingen: Vandenhoeck & Ruprecht.
- Olaf Geramanis und Stefan Hutmacher (Hrsg.) (2020): Der Mensch in der Selbstorganisation. Kooperationskonzepte für eine dynamische Arbeitswelt. Wiesbaden: Springer Gabler.

Fallbeispiele/Praxisbezug

Textpassagen in einem grauen Kasten dienen der Illustration – es sind weitgehend Fallbeispiele oder Praxisbeispiele, die eng an den Text anknüpfen.

Methoden/Vertiefung

Textpassagen, die auf diese Art eingegrenzt sind, stellen entweder Methoden oder praktische Transfermöglichkeiten dar oder können als weiterführende Ausführungen, Erläuterungen bzw. Erklärungen verstanden werden.

1 Selbstorganisation durch Selbstdiagnose – eine Einleitung

»Allerdings geht es nicht um Verstehen von außen, sondern von innen; [...] von innen bedeutet nämlich nichts anderes, als sich selbst den Prozessen auszusetzen, die man ›begreifen‹ will.« *Peter Heintel (2008, S. 23)*

Es gibt zwei Wege, wie die Arbeit von Gruppen organisiert werden kann. Erstens durch eine Steuerung von außen: Hier wird die Gruppe nach den spezifischen Fähigkeiten und Möglichkeiten der Mitglieder zusammengestellt, um ein vorgegebenes Ziel zu erreichen. Diese Gruppen sind zweckgebunden, funktional organisiert und existieren nur so lange, wie das externe Ziel erreicht werden muss.

Dies ist typisch für *Projektteams*, bei denen die Funktionalität im Vordergrund steht.

Task Forces werden z. B. von Regierungen oder Unternehmen gebildet, um ein akutes Problem zu lösen (z. B. Krisenmanagement, Ermittlungen). Nach der Lösung wird die Gruppe aufgelöst.

Forschungskonsortien für ein Projekt: Wissenschaftler:innen unterschiedlicher Disziplinen werden z. B. für eine Studie oder ein Innovationsprojekt zusammengebracht. Nach Abschluss der Forschung löst sich das Konsortium auf.

Zweitens können sich Gruppen von innen heraus selbst steuern: Hier gibt sich die Gruppe ihren eigenen Zweck und organisiert sich selbst. *Bevor* sie ein äußeres Ziel verfolgt, wird sie zu einer handlungsfähigen Einheit, indem sie Klarheit über ihre Identität, ihre Ziele und ihre Dynamiken gewinnt.

Dies ist typisch für *Start-ups:* In der Gründungsphase eines Start-ups arbeiten die Mitglieder oft eng zusammen, um ihre Vision zu definieren und ihre Ziele zu setzen. Sie organisieren sich selbst, um flexibel auf Herausforderungen zu reagieren und innovative Lösungen zu entwickeln.

Agile Teams: In der Softwareentwicklung und anderen Bereichen nutzen agile Teams Methoden wie Scrum oder Kanban (eine detailliertere Erläuterung hierzu folgt), um sich selbst zu organisieren. Sie planen ihre Arbeit in kurzen Iterationen und passen sich kontinuierlich an neue Anforderungen an.

Selbsthilfegruppen: Menschen mit ähnlichen Herausforderungen oder Zielen, wie z. B. in Gesundheits- oder Suchtfragen, bilden oft Selbsthilfegruppen. Diese Gruppen bieten Unterstützung und Austausch, indem sie sich selbst organisieren und ihre eigenen Strukturen und Ziele festlegen.

Selbstorganisation »von innen heraus« funktioniert dann, wenn eine Gruppe ein Verständnis von sich selbst hat. Es geht darum, dass die Gruppe ihre Stärken und Schwächen erkennt, dass sie darüber ihre eigene Identität entwickelt und darauf aufbauend handelt.

Damit liegt der Schlüssel zur Selbstorganisation in der Fähigkeit der Gruppenmitglieder zur Selbstdiagnose. Dabei reicht es nicht aus, einer vorgegebenen Anleitung zu folgen, Erfolgsrezepte nachzuahmen oder idealisierte Vorstellungen von Teamarbeit zu kopieren. Stattdessen muss die Gruppe ihre eigenen Beziehungen, Kommunikationsmuster und Voraussetzungen erkennen und besprechen können. Dann kann sie eine eigene soziale Ordnung schaffen und autonom handeln.

Wir werden erst zu dem, was wir sind.

In der Praxis gibt es bereits viele Beispiele dafür: Eine Gruppe von fünf bis sechs Personen erkennt mit der Zeit, welche Fähigkeiten, Kompetenzen und Dynamiken ihre Mitglieder mitbringen. Darauf aufbauend entwickelt die Gruppe ein gemeinsames Bewusstsein darüber, was ihr möglich ist und was nicht, und kann sich fortan effektiver den Aufgaben widmen.

So kann man den Satz von Karl Weick (1985, S. 196) »Wie kann ich wissen, was ich denke, bevor ich höre, was ich sage?« umdeuten: »Wie können wir wissen, wer wir als Gruppe sind, bevor wir erkannt haben, was wir miteinander erreichen können?«

Dieses Vorgehen findet bereits vielfach Anwendung:

- *Teamworkshops:* In einer Organisation hält ein Team regelmäßig Workshops ab, bei denen alle Mitglieder ihre aktuellen Erfahrungen und Herausforderungen teilen. Durch offenes Feedback und Diskussionen entwickeln sie gemeinsam ein Verständnis für die Dynamik und die Herausforderungen des Teams. Dies führt zu einem kollektiven Bewusstsein, das die Grundlage für zukünftige Entscheidungen bildet.
- *Projektreviews:* Nach Abschluss eines Projekts führt eine Gruppe eine Retrospektive durch, bei der sie nicht nur die Ergebnisse, sondern auch den Prozess der Zusammenarbeit und Beziehungsgestaltung selbst reflektiert. Jedes Mitglied teilt seine Sichtweise, und gemeinsam wird ein Muster erkannt, das zeigt, was gut funktioniert hat und was verbessert werden könnte.
- *Peer-Coaching:* In regelmäßigen, geleiteten und strukturierten Treffen nehmen sich Führungskräfte in kleinen Gruppen Zeit, um über wichtige Fragen nachzudenken und zu diskutieren und gleichzeitig das Gemeinschaftsgefühl zu stärken. Sie geben sich gegenseitig Feedback und setzen persönliche Entwicklungsziele. Durch den Austausch von Erfahrungen und Perspektiven entsteht ein gemeinsames Verständnis, das die individuelle und kollektive Entwicklung fördert.

Selbstorganisation durch Selbstdiagnose: Ein anspruchsvoller Prozess

Die Idee der »Selbstorganisation durch Selbstdiagnose« mag zunächst einfach klingen: Eine Gruppe reflektiert über sich selbst, erkennt ihre Stärken und Schwächen und handelt darauf basierend autonom. Doch dieser Prozess ist weitaus voraussetzungsreicher, als es auf den ersten Blick scheint.

Selbstorganisation, selbstorganisierte Teams oder allgemein agiles Arbeiten erfordert nicht nur Zeit und Engagement, sondern auch Expertise und Professionalität. Die damit verbundene und notwendige Selbstdiagnose bedeutet mehr als nur oberflächliche Diskussionen oder gelegentliche Feedbackrunden. Stattdessen geht es darum, tief in die Dynamik der Gruppe einzutauchen, sichtbare, aber auch verborgene Interaktions- und Kommunikationsmuster zu analysieren und Konflikte konstruktiv zu bearbeiten. Dies erfordert zum einen diagnostische Fähigkeiten, zum anderen den Mut, schwierige Themen offen anzusprechen, potenzielle Beschämungen und Verletzungen in Kauf zu nehmen und gemeinsam Lösungen zu entwickeln.

Und weil es eine so komplexe Angelegenheit ist, bedeutet Selbstorganisation nicht, die Gruppe führungs- und unterstützungslos sich selbst zu überlassen. Ohne professionelle Begleitung besteht die Gefahr, dass die Gruppe in oberflächlichen Reflexionen stecken bleibt, Konflikte eskalieren oder die Gruppe sich gänzlich verstrickt.

Es braucht eine Kultur des Vertrauens und der Offenheit, in der jedes Mitglied bereit ist, sich zu zeigen sowie Feedback zu geben und anzunehmen. Diese Kultur entsteht nicht von selbst, sondern muss aktiv gefördert, gelebt und etabliert werden. Auch die Fähigkeit zur Selbstreflexion ist entscheidend – sowohl auf individueller als auch auf kollektiver Ebene. Nicht jede Gruppe verfügt von Anfang an über diese Kompetenzen, sodass sie oftmals erst entwickelt werden müssen.

1.1 Die klassische Ordnung der Organisation

> »Zwischen Reiz und Reaktion gibt es einen Raum. In diesem Raum liegt unsere Macht zur Wahl unserer Reaktion. In unserer Reaktion liegen unser Wachstum und unsere Freiheit.« *Viktor E. Frankl zugeschrieben*[2]

Die Vorstellung von Ordnung in einer Organisation ist kompliziert. Wie können Menschen in einem Unternehmen gut zusammenarbeiten? Wie können die Abläufe in einer Verwaltung optimiert werden? Wie sollte eine Abteilung, ein Team oder eine ganze Gesellschaft organisiert sein, damit alles reibungslos funktioniert? Sind das alles nur kausale Abfolgen von Reiz und Reaktion?

Die Fragen sind so alt wie die Philosophie selbst. Viele Philosophinnen und Denker haben darüber nachgedacht, wie Menschen idealerweise zusammenleben sollten – man denke an Platons Politeia. Einige haben sich mit der Tugendhaftigkeit des Lebens beschäftigt, andere mit Gerechtigkeit oder Freiheit.

Das Problem besteht darin, dass viele dieser Theorien nicht erklären, wie gesellschaftliche Ordnungen entstehen oder wieder verschwinden. Oft wird einfach angenommen, dass wünschenswerte Lösungen umgesetzt werden – ohne zu sagen, warum die Beteiligten das auch wirklich tun sollten. Diese Schwächen bleiben meist unbemerkt, weil man gerne davon ausgeht, dass alle an einem Strang ziehen: Alle haben gleiche Ziele, ähnliche Erfahrungen, gegenseitiges Verständnis und gute Absichten. Da scheint es fast unvorstellbar, dass Zusammenarbeit scheitern könnte – schließlich liegen die Vorteile doch auf der Hand.

Ein zentrales Problem in all diesen Modellen besteht darin, wie man die Bedürfnisse einzelner Individuen mit denen der Gemein-

2 Tatsächlich stammt das Zitat von S. R. Covey in seinem Vorwort zum Buch: Prisoners of Our Thoughts. Viktor Frankl's Principles for Discovering Meaning in Life and Work (Pattakos, 2005, S. 6).

schaft in Einklang bringt. Wenn man den Einzelnen eine zu hohe individuelle Autonomie gibt, könnten sie nur noch egoistisch handeln, was das Zusammenleben erschwert. Wenn man jedoch zu viele Regelungen trifft und Kontrolle ausübt, könnte dies die persönliche Entfaltung einschränken. Es scheint oft, als müsste entweder das Individuum oder die Gemeinschaft verlieren, damit die andere Seite gewinnt.

Lange Zeit wurden auch Organisationen mit diesem Konflikt im Hinterkopf gestaltet. Der Begriff »Organisation« bzw. das, was wir heute als Sammelbegriff darunter verstehen, ist relativ neu. Früher gab es zwar Verwaltungssysteme, wie in Ägypten oder Rom, aber sie waren nicht das, was wir heute unter typischen Organisationen verstehen. Erst im Laufe der Zeit haben sich Organisationen von losen Gemeinschaften zu komplexen Strukturen hin entwickelt, die durch Management- und Organisationslehren geprägt sind. Diese Strukturen zielen durch Weisung, Gehorsam und Rationalität darauf ab, Komplexität zu reduzieren und Arbeitsfähigkeit zu gewährleisten. Erst Ende des 19. Jahrhunderts wurde damit begonnen, Organisationen als eigenständige Einheiten zu betrachten, und im 20. Jahrhundert entstanden erste Theorien darüber, wie man Arbeit gut organisieren kann.

Im Lauf der Zeit wurden Begriffe wie »Organisation« und »Management« wichtig, um Wissen über Ordnung und Kontrolle zu beschreiben. Bekannte Ansätze zur Organisation von Arbeit waren zu Beginn des 20. Jahrhunderts der »Taylorismus« und der »Fordismus«. Sie betonten die Bedeutung von Anweisungen und Gehorsam, um Ziele zu erreichen. Dabei galt lange Zeit das Paradigma, dass eine Organisation nur dann gut funktioniert, wenn klare Anweisungen erlassen werden, denen die Menschen folgen. Nur so wird Arbeit einfacher und effizienter.

Nach dem Zweiten Weltkrieg entwickelte sich der »Toyotismus« in Japan (insbesondere durch Toyota). Dieser Ansatz betont die kontinuierliche Verbesserung, Just-in-time-Produktion und die Minimierung von Verschwendung. Eng verwandt mit dem »Toyotismus« ist

»Lean Manufacturing«, dieser Ansatz zielt darauf ab, die Effizienz zu maximieren und Verschwendung zu minimieren. Es wird oft in industriellen Produktionsumgebungen angewendet. Wobei dies nur einige sehr wenige und eher zufällig gewählte Ansätze zur Illustration sind.

In der heutigen dynamischen und zunehmend komplexen Welt stoßen diese traditionellen und vor allem bürokratischen Strukturen und Organisationsmodelle an ihre Grenzen. Während die Ansätze in der Vergangenheit durch klare Kontrollmöglichkeiten und das Versprechen auf Effizienz überzeugten, erweisen sie sich in der modernen Arbeitswelt oft als zu starr und unflexibel. Der Wandel hin zu mehr Selbstorganisation wird immer attraktiver: Er soll es Organisationen ermöglichen, agiler und anpassungsfähiger auf Veränderungen und Unsicherheiten zu reagieren. Im Hauptfokus stehen insbesondere selbstorganisierte Teams, die die Eigenverantwortung und Kreativität der Mitarbeitenden fördern, was zu innovativeren Lösungen und einer höheren Motivation führen soll. Um das zu erreichen, gilt es, eine Umgebung zu schaffen, in der Mitarbeitende aktiv zur Weiterentwicklung und zum Erfolg der Organisation beitragen. Durch die Förderung von Selbstorganisation wird angestrebt, die Resilienz der Organisation zu stärken und gleichzeitig die Zufriedenheit und das Engagement der Mitarbeitenden zu erhöhen.

Ein Gedankenexperiment

Stellen Sie sich vor, Sie arbeiten in einer Organisation, die gerade eine solch neue Strategie zur Förderung von Teamarbeit und Eigenverantwortung einführt. Anstatt dass alle Entscheidungen auf der Führungsebene getroffen werden, sollen Sie und Ihre Kolleg:innen die Möglichkeit erhalten, selbstgesteuert Projekte zu leiten und innovative Lösungen zu entwickeln.

Was sind Ihre ersten Gedanken? Worauf freuen Sie sich? Was erhoffen Sie sich? Worin liegen Ihre Bedenken oder sogar Ängste? Was sollte auf keinen Fall passieren?

Verlässliche Erwartungen ausbilden

»Teamwork makes the dream work.«
John C. Maxwell (2002)

Obwohl das Ziel erfolgreicher Zusammenarbeit allgemein anerkannt ist, bleibt in der Praxis oft unklar, welche konkreten Herausforderungen dabei auftreten und welche spezifischen Faktoren diese beeinflussen. Das eigentliche Problem von Teamwork besteht nicht darin, dass die Beteiligten nicht um die Vorteile der Kooperation wüssten, und schließlich verfügen alle über soziale Kompetenz. Vielmehr geht es um die Frage, ob sie sich darauf verlassen können, dass unterschiedliche Interessen und potenzielle Konflikte im Team ausgehandelt, kontrolliert oder weitgehend vermieden werden können.

Um diesen Unklarheiten zu begegnen und die Ziele sicherer zu erreichen, gilt es, ein tieferes Verständnis dafür zu entwickeln, unter welchen Umständen sich Mitarbeitende eher für oder gegen Selbstorganisation, eher für oder gegen eine neue Strategie entscheiden. Wie beeinflussen die sozialen und organisatorischen Strukturen die individuellen Handlungen und Entscheidungen der Mitarbeitenden? Welche Voraussetzungen müssen auf organisationaler Ebene geschaffen werden, damit es im Team zum Erfolg kommt?

Ganz konkret geht es im Folgenden um drei zentrale Fragestellungen:

1. *Wie kann mithilfe eines handlungstheoretischen Ansatzes die Dynamik in Organisationen verstanden werden?*
   Ziel ist es, die komplexen sozialen Prozesse innerhalb von Organisationen präzise zu beschreiben: Wie können Führungskräfte und Beratungspersonen besser nachvollziehen, wie individuelle Entscheidungen und Verhaltensweisen getroffen werden und zu größeren organisatorischen Phänomenen führen? Und wie wirken diese Strukturen wiederum auf die Individuen zurück?
2. *Welche Maßnahmen fördern die Arbeitsfähigkeit von Gruppen und ihre Selbstorganisation?*

Der Stellenwert von Vertrauen in Teams und Selbstorganisation wird beständig zunehmen: Was braucht es, um diesen Ansatz wirklich zu verstehen? Welche Strukturen müssen geschaffen werden, um Flexibilität und Anpassungsfähigkeit in der heutigen dynamischen Geschäftswelt zu unterstützen?

3. *Welche Strategien verbessern Entscheidungsfindung und Konfliktlösung?*
   Wie kann das Verständnis der Motive und Entscheidungsprozesse von Individuen zu fundierteren Entscheidungen und nachhaltigeren Konfliktlösungen führen? Wie können sowohl die Bedürfnisse der Mitarbeitenden als auch die Ziele der Organisation Berücksichtigung finden?

1.2 Kooperation lohnt sich und hat ihren Preis

Ganz zu Beginn die Frage: Warum soll sich etwas organisieren? Die Antwort lautet: Weil das am besten an die Umweltbedingungen angepasste System gewinnt! Indem sie sich anpassen, organisieren sich Tiere zu Horden, Rudeln, Herden oder Schwärmen. Die eminent wichtige Einsicht lautet: Kooperation lohnt sich! Wo Einzelne machtlos und sehr schnell erschöpft wären, schafft es das Rudel, rasch und effizient Beute zu machen.

So könnte Charles Darwins Evolutionstheorie auch »Entwicklungs-« oder »Organisationstheorie« heißen. »Survival of the fittest« bedeutet nicht, dass der mit den stärksten Muskeln überlebt, sondern diejenigen, die sich am besten an die variablen Umweltbedingungen anpassen, die Gegebenheiten der Umwelt aufnehmen und sie in etwas Eigenes umwandeln.

Auf soziale Systeme übertragen kann man sagen: Wenn »Durchwursteln« nicht mehr reicht, gilt es, die Komplexität durch Regeln zu organisieren, sodass sich daraus tragfähige Strukturen bilden. So sind aus einfachen Familieneinheiten immer komplexere soziale Systeme entstanden: Sippen, Clans, Sprachgemeinschaften, Nationen und Verbünde von Nationen wie die Europäische Union (vgl. Menning, 2020).

Gemäß dem israelischen Historiker Yuval Noah Harari (2018) besteht der entscheidende Faktor für die Eroberung der Welt in der Fähigkeit, sich zu organisieren, d. h. viele Menschen miteinander in Verbindung zu bringen. So ist der Homo sapiens die einzige Art, die in großer Zahl ohne Verwandtschaftsverhältnis flexibel kooperieren kann. Und so stellt Harari fest, dass die Römer die Griechen besiegten, weil sie effektiver kooperierten. Je disziplinierter eine Armee war, desto leichter fiel es ihr, unorganisierte Horden zu schlagen, mit der Folge, dass kleine geeinte Eliten (nach wie vor) über die ungeordneten Massen herrschten.

Wenn Erwartungen eindeutig erwartbar sind

Die soeben beschriebenen, gut organisierten Kooperationsformen sind vor allem funktional! Das bedeutet, dass das Verhalten der Mitglieder klar und nachvollziehbar aufeinander abgestimmt ist. Jedes Mitglied weiß, wie es sich verhalten soll, und gleichzeitig wissen alle über das Verhalten der anderen Bescheid. Dieses gemeinsame Wissen gewährleistet ein harmonisches Zusammenspiel. Wollen Menschen gemeinsam ein Ziel verfolgen, ist es wichtig, dass Erwartungen klar sind und zuverlässig erfüllt werden.

Bekannte und typische Systeme der zwischenmenschlichen Koordination sind die Familie und die Bürokratie. In Familien erfolgt(e) die Koordination oft patriarchal und hierarchisch nach der Geburtenfolge und wird durch Traditionen und Rituale unterstützt. Bürokratische Systeme hingegen basieren auf rationaler Herrschaft, klaren Rollen, Loyalität und Pflichterfüllung. Hier laufen viele Prozesse routiniert und weitgehend unreflektiert ab, ähnlich einer vorgegebenen Choreografie.

In all den beschriebenen Koordinationen spielen Individualität, persönliche Vorlieben oder der Wunsch nach Selbstverwirklichung eine untergeordnete Rolle; entscheidend ist das kollektive Zusammenspiel der Mitglieder!

Kooperation ohne Individualität

Organisierte Kooperation bedeutet immer, dass sich das einzelne Individuum anpassen und unterordnen muss, um die Komplexität, die sich aus der Summe der individuellen Absichten ergeben würde, zu reduzieren. Wie komplex all diese Koordinationen sind, wird oft erst bewusst, wenn jemand aus der Reihe tanzt und unerwartet handelt, wenn das gewohnte Verhalten hinterfragt wird oder die Koordination nicht mehr funktioniert.

1.3 Autogene oder autonome Selbstorganisation

Wenn im aktuellen Kontext der Arbeitswelt von Selbstorganisation die Rede ist, ist dies bereits recht voraussetzungsreich! Im seltensten Fall ist damit die Selbstorganisationsfähigkeit eines Wolfsrudels oder Ameisenhaufens gemeint. Wobei ein Ameisenstaat ohne zentrale Steuerung oder Management funktioniert. Jede Ameise weiß instinktiv, was sie zu tun hat, und erledigt ihre Aufgaben, ohne dass eine übergeordnete Instanz Anweisungen gibt.

Elisabeth Göbel (1998) trifft diesbezüglich eine wichtige Unterscheidung zwischen autonomer und autogener Selbstorganisation: Von autonomer Selbstorganisation spricht man, wenn die Ordnung in Organisationen selbstbestimmt (autonom) durch die Mitglieder entsteht. Ein Team erschafft bewusst seine eigenen Strukturen, Prozesse und Interaktionen; die Mitglieder treffen eigenständig Entscheidungen, verteilen Aufgaben und passen ihre Arbeitsweise an, ohne dass eine zentrale Steuerung oder detaillierte Vorgaben von außen erforderlich sind. Autonome Selbstorganisation in Teams ist ein dynamischer Prozess, bei dem Menschen flexibel und adaptiv zusammenarbeiten, um die Ziele zu erreichen. Es gibt keine von außen auferlegten Regeln; stattdessen basiert die Interaktion auf Kommunikation, Kooperation und der Anpassungsbereitschaft der Teammitglieder.

Voraussetzung dafür ist ein entsprechender Handlungsspielraum seitens der Organisation, der unterschiedliche Freiheitsgrade aufweisen kann. Der Handlungsspielraum kann sehr klein sein und sich auf wenige Detailaspekte beschränken, er kann aber auch sehr groß sein und so eine fast vollständige Selbststeuerung durch die Mitglieder ermöglichen.

Demgegenüber entsteht autogene Selbstorganisation ganz von selbst. Sie ist die Folge der Eigendynamik komplexer dynamischer Systeme und unterliegt keinem bewussten Gestaltungsakt. Sie ist ein emergentes Phänomen des Systems. Diese Art der Selbstorganisation ist allerdings weit von dem Anspruch entfernt, dass das Ergebnis rational, effektiv, demokratisch oder besonders motivierend ist. Autogene Selbstorganisation bedeutet, dass innerhalb von Gruppierungen immer auch unbewusste, nicht-lineare Prozesse ohne gezielte Planung und nachvollziehbare Absicht ablaufen. Hierunter fallen alle informalen Prozesse in Organisationen. All das verläuft ebenfalls »selbstorganisiert« – allerdings ist diese Selbstorganisation mitunter nicht ganz so erwünscht wie die autonome.

Autogene Formen der Selbstorganisation in Organisationen

- *Kaffeepausen und informelle Treffen:* Diese spontanen Zusammenkünfte ermöglichen den Austausch von Ideen und fördern die Kreativität, ohne dass sie offiziell geplant sind.
- *Flurfunk und informelle Kommunikation:* Mitarbeitende tauschen sich inoffiziell über Neuigkeiten, Gerüchte oder persönliche Meinungen aus. Diese mitunter ungenauen oder verzerrten Informationen können Misstrauen und Unsicherheit innerhalb der Organisation schüren und verbreiten.
- *Cliquenbildung und informelle Netzwerke:* Kleine Gruppen von Mitarbeitenden grenzen sich ab und behalten Informationen oder Ressourcen für sich, um Veränderungen zu blockieren oder zu verzögern, insbesondere wenn sie als Bedrohung für bestehende Machtstrukturen wahrgenommen werden.
- *Inoffizielle Entscheidungsfindung und Mikropolitik:* Entscheidungen, die außerhalb der formalen Strukturen getroffen werden, können Probleme leichter lösen, aber auch zu Verwirrung und einem Mangel an Verantwortlichkeit führen, vor allem, wenn informelle Machtspiele aus persönlicher Vorteilsnahme resultieren.

- *Kulturelle Rituale und Traditionen:* Bestimmte Verhaltensweisen oder Rituale, die sich im Laufe der Zeit entwickelt haben, ohne dass sie offiziell festgelegt sind, prägen immer auch die Organisationskultur.
- *Konfliktlösungsmuster:* Mitarbeitende lösen Konflikte oft informell durch persönliche Gespräche oder Vermittlung durch Kolleg:innen, bevor sie formale Kanäle nutzen.

All das ist das Ergebnis »natürlicher«, selbstorganisierter Interaktion und Dynamik innerhalb von Gruppen und Organisationen. Diese Formen der Selbstorganisation führen ebenfalls zu Konsequenzen, die eher nicht von den Mitgliedern geplant oder vorhergesehen wurden. Derart autogene Prozesse stellen das »wilde Leben« (Kühl, 2011, S. 113) der Organisation dar und ermöglichen es ihr ebenfalls, sich flexibel an Veränderungen in der Umwelt anzupassen, ohne dass eine zentrale Steuerung erforderlich oder möglich ist – mit mal mehr und mal weniger erwünschten Resultaten.

Zwei Seiten einer Medaille

In der Praxis sind gruppendynamische Prozesse oft eine Mischung aus beidem. Sie enthalten sowohl autonome als auch autogene Elemente. Autonome Prozesse ermöglichen es Gruppenmitgliedern, selbstbestimmt zu handeln und bewusst Entscheidungen zu treffen, was zu dynamischer Interaktion führt. Autogene Prozesse entstehen organisch aus internen Dynamiken ohne bewusste Entscheidung oder Steuerung. Beide Prozessarten können sich gegenseitig ergänzen und verstärken, um die Effektivität und Anpassungsfähigkeit der Gruppe zu erhöhen – aber auch hemmen!

Zusammenfassend sei gesagt: Systeme organisieren sich immer, weil sie sich immer an die Umwelt anpassen, und wenn sie es nicht tun, dann verschwinden sie. Manchmal wirkt das funktional, manchmal vollkommen dysfunktional, manchmal autogen, manchmal autonom, aber immer wirkungsvoll.

Da sich diese eher akademische Unterscheidung im Alltag nicht durchgesetzt hat, ist im Fortgang dieses Buches, wenn von Selbstorganisation die Rede ist, die »autonome« Selbstorganisation gemeint.

Kapitelrückblick

In Kapitel 1.1 »Die klassische Ordnung der Organisation« wird dargestellt, wie Organisationen traditionell durch feste Strukturen, Hierarchien und klar definierte Regeln geordnet werden. Die klassische Organisationsform setzt auf Kontrolle, Standardisierung und eine eindeutige Verteilung von Aufgaben und Verantwortlichkeiten, um Effizienz und Stabilität zu gewährleisten.

Kapitel 1.2 »Kooperation lohnt sich und hat ihren Preis« beleuchtet die Vorteile und Herausforderungen von Zusammenarbeit in Organisationen. Es wird aufgezeigt, dass Kooperation notwendig ist, um gemeinsame Ziele zu erreichen, aber auch mit Kosten verbunden ist – etwa durch Abstimmungsaufwand, Konflikte oder den Verzicht, individuelle Interessen durchzusetzen.

Kapitel 1.3 »Autogene oder autonome Selbstorganisation« erläutert den relevanten Unterschied zwischen organisch-ungeplanter (autogener) und gezielteigenständiger (autonomer) Selbstorganisation. Das Kapitel zeigt, wie Organisationen und Teams sich selbst autonom steuern können, ohne auf zentrale Vorgaben angewiesen zu sein, und welche Voraussetzungen und Grenzen diese Formen der Selbstorganisation haben.

2 Eine Handlungstheorie für Organisationen

»Nichts ist so praktisch wie eine gute Theorie.«
Kurt Lewin (1963, S. 205)

Obgleich das Modell von James Coleman (1991) bereits über 30 Jahre alt ist, erscheint es aktueller denn je, sich mit seinem Mikro-Makro-Modell im Zusammenhang mit Organisationen auseinanderzusetzen. Das Ziel dabei ist es, ein tieferes Verständnis für die Dynamik zwischen individuellen Entscheidungen und deren Auswirkungen auf die gesamte Organisation zu erwerben.

Gerade weil die moderne Arbeitswelt verstärkt auf agile Methoden, flache Hierarchien und selbstorganisierte Teams setzt, ist es unerlässlich, das individuelle Handeln zu verstehen, um die individuellen Potenziale und Ressourcen zu erkennen und zu nutzen.

Das Mikro-Makro-Modell bietet einen Rahmen, um diese Dynamiken zu analysieren und soweit möglich zu steuern, was letztlich zu einer effektiveren und anpassungsfähigeren Organisation führt. Es hilft dabei, die Wechselwirkungen zwischen individuellen Handlungen (Mikro-Ebene) und den daraus resultierenden Veränderungen auf der organisatorischen Ebene (Makro-Ebene) zu verstehen. Dies ist bedeutsam, da jede Entscheidung eines einzelnen Individuums potenziell die gesamte Organisation beeinflussen kann und umgekehrt. Darüber hinaus fördert das Modell ein Bewusstsein dafür, dass soziale Phänomene innerhalb von Organisationen nicht isoliert betrachtet werden können, sondern immer im Kontext individueller Entscheidungen und deren kollektiver Auswirkungen stehen.

Individuelle Entscheidungen formen die Organisationskultur

Stellen Sie sich eine Organisation vor, die eine Kultur der offenen Kommunikation und Zusammenarbeit fördern möchte. Diese Kultur ist ein soziales Phänomen, das nicht isoliert existiert oder von oben implementiert werden kann, sondern stark von den individuellen Entscheidungen und Verhaltensweisen der Mitarbeitenden abhängt.

Wenn einzelne Mitarbeitende sich entscheiden, offen und ehrlich zu kommunizieren, Feedback zu geben und aktiv an Teamprojekten teilzunehmen, tragen sie zur Stärkung dieser Kultur bei. Ihre individuellen Entscheidungen und Handlungen summieren sich zu einem kollektiven Verhalten, das die gewünschte Organisationskultur unterstützt.

Umgekehrt, wenn viele Mitarbeitende sich entscheiden, Informationen zurückzuhalten oder nicht aktiv an der Zusammenarbeit teilzunehmen, kann dies die Bemühungen der Organisation untergraben, eine offene und kooperative Kultur zu etablieren. Diese individuellen Entscheidungen haben dann kollektive Auswirkungen, die das soziale Phänomen der Organisationskultur beeinflussen.

Das Mikro-Makro-Modell stellt ein mehrstufiges Modell dar, das zeigt, wie strukturelle Bedingungen auf einer größeren, organisationalen Ebene (Makro-Ebene) und individuelle Entscheidungen auf einer persönlichen Ebene (Mikro-Ebene) miteinander verbunden sind.

Das Modell basiert auf der Handlungstheorie, die besagt, dass Menschen in sozialen Beziehungen nicht als fixe, unveränderliche Spielfiguren betrachtet werden sollten. Stattdessen entstehen soziale Phänomene durch individuelle Handlungen und Entscheidungen. Eine Arbeitsbeziehung ist also nicht »von Natur aus« problematisch oder das in einer Abteilung herrschende Misstrauen ist nicht unwiederbringlich strukturell bedingt, sondern all diese Phänomene lassen sich als das summative Ergebnis diverser individueller Entscheidungen rekonstruieren. Diese individuellen Entscheidungen – und das ist das Dynamische daran – können zukünftig von den Individuen auch wieder verändert werden!

Die Dominanz systemischen Denkens

Dieses handlungstheoretische Denken ist keineswegs selbstverständlich. Vor allem dann nicht, wenn wir dem dominanten Ansatz der Systemtheorie folgen. Wenn wir uns aus systemischer Sicht fragen, wie »gute Ordnung« entsteht, dann werden die beteiligten Systeme als Interaktions- und Kommunikationssysteme definiert, die sich in operativer Geschlossenheit weiterentwickeln. Die Neutralität dieses Ansatzes ist einerseits ein großer Vorteil, weil wir uns von der Vorstellung lösen können, dass es irgendjemanden gibt, der:die »weiß«, wie es richtig geht. Der Nachteil liegt darin, dass es bei dieser Sichtweise nicht um die konkreten Absichten und Handlungen einzelner Individuen geht.

Die Theorie autopoietischer Systeme wurde von den chilenischen Biologen Humberto Maturana und Francisco Varela (1987) entwickelt. Der Begriff »Autopoiesis« stammt aus dem Griechischen und bedeutet »Selbsterschaffung«. Diese Theorie beschreibt, wie Systeme sich selbst durch ihre eigenen Prozesse und Strukturen erzeugen und erhalten (vgl. autogene Selbstorganisation). In der Soziologie hat Niklas Luhmann (1982, 1984) das Konzept auf soziale Systeme angewendet, wobei Kommunikation als grundlegender Prozess betrachtet wird.

Die Theorie autopoietischer (d.h. autogen-selbstorganisierter) Systeme ist allerdings eine Makro-Theorie, in der der Mensch zwar selbst auch Teil eines sozialen Systems sein kann, aber als individuell handelnder Akteur in seiner Wirksamkeit systematisch unterschätzt wird. Demgegenüber ist aus handlungstheoretischer Sicht der Mensch der Schlüssel zum Verständnis.

Im Folgenden wird nun genauer herausgearbeitet, welche Phänomene sich auf der strukturellen Ebene der Systeme beobachten lassen; und es gilt vor allem, zu untersuchen, bei welchen Operationen es sinnvoll ist, auf den Prozess der absichtsvollen Handlungen einzelner konkreter Individuen zu schauen.

Das Mikro-Marko-Modell in einem ersten Überblick

Das Modell (siehe Abbildung 1) zeigt auf, wie Makro-Phänomene (z. B. gesellschaftliche oder organisationale Strukturen) durch individuelle Handlungen und Interaktionen entstehen und sich verändern. Das Mikro-Marko-Modell ist auch als »Coleman'sche Badewanne« bekannt, weil es die Wechselwirkungen zwischen den Ebenen in einer Art und Weise darstellt, die an die Form einer Badewanne erinnert. Das Modell umfasst zwei Analyseebenen:

- die Makro-Ebene: gesellschaftliche oder organisationale Strukturen und Bedingungen, d. h. »kollektive« und »überindividuelle Gesamtheiten« (z. B. entstandene Normen, Traditionen, Organisationskulturen), und
- die Mikro-Ebene: individuelle Auswahlprozesse (z. B. Handlungen, Interaktionen und Entscheidungen).

Das Modell beinhaltet des Weiteren drei Schritte, um die Übergänge zwischen den Ebenen zu erklären:

1. die Logik der Situation – von der Makro- zur Mikro-Ebene,
2. die Logik der Selektion – die eigentliche Entscheidung,
3. die Logik der Aggregation – die Art und Weise, wie sich individuelle Handlungen aufsummieren und durch die Aggregation die Makro-Strukturen beeinflussen.

1. Logik der Situation

Der erste Schritt bezieht sich auf die Rahmenbedingungen und Umstände, in denen Individuen handeln. Die Logik der Situation umfasst die äußeren Faktoren, die das Verhalten beeinflussen, wie soziale Normen, organisatorische Regeln und kulturelle Erwartungen. Die Welt ist keine Tabula rasa. All diese Faktoren schaffen den Kontext, in dem Entscheidungen getroffen werden. Bevor Individuen handeln und Entscheidungen treffen, analysieren sie ihre Umgebung, um die Möglichkeiten und Einschränkungen zu verstehen, die ihre Handlungen leiten.

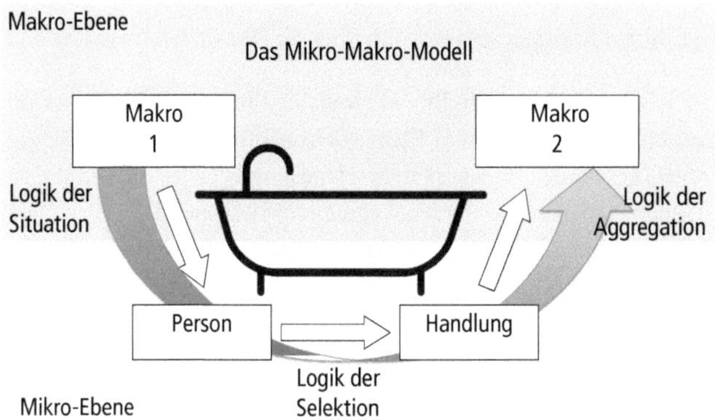

Abbildung 1: Das Mikro-Makro-Modell

2. Logik der Selektion

Auf der Grundlage der Logik der Situation treffen die Individuen ihre Entscheidungen. Diese Phase konzentriert sich auf die individuellen Prozesse der Entscheidungsfindung, die von persönlichen Zielen, individuellen Präferenzen und rationalen Überlegungen geprägt sind. Die Logik der Selektion folgt einer »Entscheidungsregel«, die unterstellt, dass Individuen sinnvoll handeln. Sie wählen aus verschiedenen Handlungsoptionen diejenigen aus, die ihnen den größten Nutzen versprechen oder durch die sich ein erstrebtes Ziel am besten erreichen lässt. Diese Entscheidungen sind absichtsvoll, mitunter strategisch und berücksichtigen sowohl kurzfristige als auch langfristige Interessen und Konsequenzen.[3]

3 Dass individuelle Entscheidungen »nur« oder »vor allem« auf der Basis von rationalen Nutzenerwägungen zustande kommen, ist natürlich eine sehr rationalistische Idee und dieser handlungstheoretischen Modellierung geschuldet. So findet bspw. der oben angesprochene Aspekt der »autogenen Selbstorganisation« darin keinerlei Entsprechung. In diesem Sinne ist allerdings *jedes* Modell beschränkt.

3. Logik der Aggregation

Der letzte Schritt beschreibt, wie individuelle Entscheidungen und Handlungen zu kollektiven Phänomenen führen. Die Logik der Aggregation untersucht, wie sich die Handlungen vieler Individuen zu einem systemischen Verhalten summieren. Dabei wird deutlich, dass die bloße Aufsummierung individueller Handlungen nicht automatisch zu einem kohärenten kollektiven Verhalten führt. Man kann nicht arithmetisch voraussagen, dass in einem Team von zwölf Personen mindestens vier »dafür« sein müssen, damit sich die Stimmung positiv wandelt. Vielmehr entstehen organisationale Strukturen und Kulturen durch die Kombination komplexer Interaktionen und sozialer Prozesse, die über die individuellen Entscheidungen hinausgehen.

Die Logik der Aggregation – eine sozialwissenschaftliche Herausforderung

Der dritte Übergang von den individuellen Handlungen (Mikro-Ebene) zu den gesellschaftlichen Phänomenen (Makro-Ebene) ist aufgrund der Komplexität sozialer Situationen nur schwer zu erklären. Drei kurze Gründe:

- Unvorhersehbare Effekte: Handlungen einzelner Personen können unbeabsichtigte und unvorhersehbare Konsequenzen auf der Makro-Ebene haben.
- Dynamische Prozesse: Soziale Systeme sind dynamisch und verändern sich ständig. Dies bedeutet, dass die Aggregationseffekte sich im Laufe der Zeit ändern können.
- Vielfältige Einflussfaktoren: Die Handlungen von Individuen werden durch eine Vielzahl von Faktoren beeinflusst, einschließlich sozialer Normen, wirtschaftlicher Bedingungen und persönlicher Präferenzen. Das macht es schwierig, klare und allgemeingültige Erklärungen zu finden

All das wird im Folgenden nochmals ausführlich dargestellt.

2.1 Logik der Situation – organisationale Ausgangslagen

Häufig wundern wir uns, wie unterschiedlich Menschen agieren. Unvermutet entstehen Spannungen und Frustration. An irgendeiner Stelle scheinen die Erwartungen an das Zusammenspiel mit anderen enttäuscht worden zu sein und Konflikte sind die Folge. Offensichtlich verhalten sich Personen »anders« als erwartet.

In diesem Kapitel geht es darum, in die Coleman'sche Badewanne einzusteigen und in einem ersten Schritt eine Diagnose der Ausgangslage und der zugrunde liegenden Beziehungsmodelle vorzunehmen. Dies kann dazu beitragen, sich darüber klar zu werden, welche – vor allem impliziten – Erwartungen an die Beziehungsgestaltung gestellt werden.

Die Art und Weise, wie Beziehungen entstehen und geführt werden, sei es im Privaten oder innerhalb der Arbeit, findet nicht in einem »luftleeren Raum«, sondern im Rahmen der je aktuellen Gesellschaft statt. Walter Benjamin, ein deutscher Philosoph und Kulturkritiker der Frankfurter Schule, wird der Satz zugeschrieben: »Wann immer sich die Medien ändern, ändert sich die Gesellschaft«[4]. Aktuell verändert das Medium »Internet« die weltweite Kommunikation zwischen den Menschen. Das hat nicht nur große Auswirkungen auf die Wirtschaft, sondern auch auf die ganze Gesellschaft.

Was »große Veränderungen« angeht, wird in der Arbeitswelt immer wieder der Begriff »Industrie 4.0« verwendet. Er stammt aus Deutschland und wurde erstmals 2011 auf der Hannover Messe vorgestellt. Er bezeichnet die vierte industrielle Revolution, die durch die Digitalisierung und Vernetzung von Produktionsprozessen gekenn-

4 »Zugeschrieben« deshalb, weil es sich um eine verkürzte und etwas verallgemeinerte Fassung handelt. Walter Benjamin (1963, urspr. 1936) vertritt in seinem Vorwort zu »Das Kunstwerk im Zeitalter seiner technischen Reproduzierbarkeit« die These, dass wann immer sich die Produktionsbedingungen der Kunst ändern, sich auch die gesamte Struktur der Gesellschaft ändert. Er argumentiert, dass die Einführung neuer Medien wie Fotografie und Film tiefgreifende Veränderungen in der Wahrnehmung von Kunst und der Gesellschaft als Ganzes bewirken.

zeichnet ist. Ziel ist es, intelligente Fabriken zu schaffen, in denen Maschinen und Systeme miteinander kommunizieren und autonom Entscheidungen treffen können.

Blickt man zurück, kann man erkennen, dass jede der vier unten aufgeführten Industrialisierungsphasen die Art und Weise, wie die Arbeit organisiert wird, grundlegend verändert und neue Möglichkeiten für Innovation und Effizienz geschaffen hat. Und ebenso haben sich die Erwartungen an die Mitarbeit und die Art der Zusammenarbeit verändert.

Die vier industriellen Revolutionen im Überblick

Industrie 1.0:

Diese begann im späten 18. Jahrhundert mit der Mechanisierung der Produktion durch Wasser- und Dampfkraft. Sie führte zu einer erheblichen Steigerung der Produktionskapazitäten und legte den Grundstein für die industrielle Fertigung.

Industrie 2.0:

Diese Phase begann im späten 19. und frühen 20. Jahrhundert und war geprägt durch die Einführung von Elektrizität und Fließbandproduktion. Dies ermöglichte die Massenproduktion und führte zu einer weiteren Steigerung der Effizienz und Produktivität.

Industrie 3.0:

Diese begann in den 1970er-Jahren mit der Einführung von Elektronik und Informationstechnologie in die Produktion. Automatisierung durch Computer und Roboter wurde zum Standard, was die Produktionsprozesse weiter optimierte und flexibilisierte.

Industrie 4.0:

Damit ist die aktuelle Phase der industriellen Revolution gemeint, die durch die Digitalisierung und Vernetzung von Systemen geprägt ist. Technologien wie das Internet der Dinge (IoT), künstliche Intelligenz (KI) und Big Data spielen hier eine zentrale Rolle.

2.1.1 Das Vier-Felder-Modell der Koordination von Arbeit

Im Sinne der Logik der Situation bringt jede dieser Phasen ihre eigenen Strukturen hervor, die wiederum die Zusammenarbeit der Menschen, ihre Interpretationen, Präferenzen und Entscheidungen beeinflussen. Es ist offensichtlich, dass in einer Massenproduktion die Menschen anders zusammenarbeiten als in einem Unternehmen, das aus kleinen, gut abgestimmten Teams besteht. Das dazugehörige von mir entwickelte Modell (vgl. Geramanis, 2020), das ich im Folgenden vorstelle, unterscheidet vier Arten der Zusammenarbeit, die auf die eine oder andere Art auch heute noch wirksam sind. Diese werden anhand von zwei Kriterien bestimmt:

1. Wie stark oder locker sind die Arbeitsbeziehungen?
2. Werden die Menschen als Subjekt (als Selbstzweck) oder als Objekt (Mittel zum Zweck) gesehen?

Das erste Kriterium fokussiert auf den Unterschied starke/enge vs. schwache/lose Beziehungen. In einer der ersten ausdrücklich netzwerktheoretischen Arbeiten, »The Strength of Weak Ties«, hat der US-amerikanische Soziologe Mark Granovetter (1973) die Kraft von schwachen Beziehungen und deren Bedeutung für die Gesellschaft untersucht (»strong and weak ties«). In seiner Beschreibung gibt es einerseits Netzwerke, in denen die Menschen starke Verbindungen haben, wie beispielsweise enge Freundschaften. In anderen Netzwerken haben die Individuen eher schwache Verbindungen und kennen sich nur oberflächlich. Granovetter definiert die Stärke von Verbindungen als eine Kombination von vier Komponenten, die die Beziehung charakterisieren: 1) die Menge an Zeit, welche die Personen miteinander verbringen; 2) der Grad der emotionalen Intensität der Beziehung; 3) die Intimität im Sinne eines gegenseitigen Vertrauens und 4) die Art der reziproken Hilfeleistungen. Das bedeutet nicht, dass Arbeitsbeziehungen immer locker sein sollten. Es hängt vom Kontext ab, welche Art von Beziehung am »funktionalsten« ist, und diese Kontexte gilt es zu berücksichtigen.

Das zweite Kriterium betrifft den Aspekt, inwieweit die Individuen als Subjekte bzw. als Objekte wahrgenommen werden. Die Grundlage für diese Unterscheidung liegt in den Argumentationen rund um das Begriffspaar Gemeinschaft und Gesellschaft, das der deutsche Soziologe, Ökonom und Philosoph Ferdinand Tönnies (1855–1936) einführte (1991). In dessen Folge unterscheidet Georg Simmel (1858–1918), ebenfalls deutscher Soziologe und Philosoph (1992), zwischen »organischen« und »rationalen« Kreisen. Organische Kreise sind die Familie, in die das Individuum hineingeboren wird, oder die Nachbarschaft. Rationale Kreise sind militärische oder unternehmerische Organisationen. Hierbei erfolgt die Gruppenbildung aufgrund bewusster Entscheidungen und rationaler Zusage.

Für die anschließende Argumentation wird folgende Gegenüberstellung verwendet:

- Wir sprechen von Subjektorientierung als Arbeitsform, die den »organischen Kreisen« entspricht – hier steht das Subjekt im Vordergrund;
- wir sprechen von Objektorientierung im Sinne der rationalen Kreise, bei denen das Individuum »Mittel zum Zweck« ist, d. h., es wird als Arbeitskraft »benutzt«, um ein Produkt herzustellen, oder in einer militärischen Organisation als Soldat benutzt, um ein bestimmtes Ziel zu erreichen.

Kreuzt man die beiden Kriterien miteinander, ergibt sich eine Vier-Felder-Tafel mit vier Koordinationsmustern, die sich aus der Stärke/Schwäche der Beziehungen und der Subjekt-/Objekt-Orientierung ergeben (siehe Abbildung 2). Diese Muster geben vor, wie die Zusammenarbeit organisiert ist, und beeinflussen das Handeln der Menschen in einer Organisation. Sie bieten unterschiedliche Handlungsmöglichkeiten, ohne das Verhalten der Menschen festzulegen. Das Modell zeigt, dass es nicht nur *eine* richtige Art der Zusammenarbeit gibt, sondern dass verschiedene Muster in unterschiedlichen Situationen sinnvoll sein können.

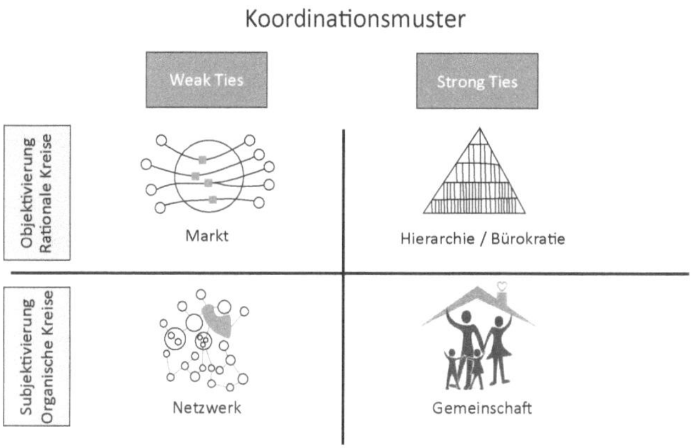

Abbildung 2: Die vier Beziehungsmuster

Die Gemeinschaft

Ende des 18. Jahrhunderts waren Zünfte in der Schweiz, in Preußen und Bayern zentrale »Organisationen« für Handwerker, die soziale und wohltätige Aktivitäten förderten. Diese Gemeinschaften, auch Gilden oder Gaffeln genannt, boten Unterstützung und stärkten den Zusammenhalt durch gemeinsame Veranstaltungen. Der Beitritt erforderte bestimmte Voraussetzungen, und die Mitgliedschaft war schwer zu erlangen oder zu verlieren. Man begann als Lehrling, wurde Geselle und schließlich Meister, begleitet von Ritualen.

Das Besondere an diesen Gemeinschaften war das Vertrauen und die gegenseitige Unterstützung. Man gehörte dazu, weil man sich darauf verlassen konnte, dass alle nach denselben moralischen und sozialen Regeln lebten. Der Zusammenhalt basierte auf gemeinsamen Erwartungen und gemeinsamem Wissen, nicht auf formellen Regeln oder Verträgen.

Solche Gemeinschaften entstehen nicht einfach durch Teamentwicklung. Sie basieren auf einer langjährigen gemeinsamen Geschichte und den Erwartungen, die daraus entstehen. Diese Art von

Gemeinschaft erfordert viel und ist anspruchsvoll, besonders im Vergleich zu den Freiheiten, die die moderne Gesellschaft heute bietet. Die individuelle Freiheit tritt zugunsten des Wohls der Gemeinschaft in den Hintergrund.

Wenn heute leichtfertig von »Community« die Rede ist, geht der Begriff auf diese Art von Gemeinschaft zurück. Eine echte Kommunität (von lat. communitas) erfordert Loyalität und Treue von ihren Mitgliedern, und im Gegenzug wird Sicherheit und Zugehörigkeit geboten.

Das Modell der Gemeinschaft

In tendenziell familiären Gemeinschaften sehen sich die Mitglieder als Teil einer fürsorglichen Gruppe, in der sie starke Gemeinsamkeiten und Verpflichtungen mit anderen teilen, wie gemeinsame Werte, Überzeugungen oder enge Beziehungen. Sie gehen respektvoll, freundlich und hilfsbereit miteinander um und unterstützen sich gegenseitig, wenn jemand Hilfe benötigt. Ein gutes Beispiel dafür sind Strukturen von Familien, Peergroups und enge Freundeskreise. Eine Gefahr dieser Beziehungsgestaltung besteht darin, dass man die Community, der man angehört, höher bewertet als andere. Dieses Ingroup-Outgroup-Verhalten kann dazu führen, dass Personen, die nicht oder nicht mehr der Community angehören (Outgroup), als weniger wichtig betrachtet oder ausgegrenzt werden.

Das moralische Prinzip: Die Fürsorge für die Einheit bzw. Gemeinschaft sowie Aufopferung, Sympathie und Großzügigkeit gegenüber Verbündeten, Freund:innen und Verwandten steht über wirtschaftlichen Kategorien wie Effizienz oder Effektivität.

Die Bürokratie (hierarchische Organisation)

Hierarchische Organisationen sind durch eine klare Struktur, strenge Regeln und festgelegte Abläufe gekennzeichnet. Sie basieren auf rationalen Prinzipien. Solch bürokratische Strukturen sind auf Präzision, Stabilität und Schnelligkeit ausgelegt. Es herrschen objektive Kriterien, die sicherstellen, dass Entscheidungen und Maßnahmen, bis hin zu Beförderungen, auf fachlichen Qualifikationen beruhen. Diese Organisationen setzen auf Arbeitsteilung, wobei Aufgaben in spezifische und spezialisierte Rollen der Planung, Anweisung, Überwachung und Ausführung unterteilt werden.

In solchen Systemen sind die Arbeitskräfte weitgehend austauschbar, und die Trennung von Privatsphäre und Arbeitssphäre ist strikt. Die Hierarchie basiert auf einem klaren Über- und Unterordnungsverhältnis, das die Autonomie der Mitarbeitenden einschränkt. Entscheidungen werden von oben nach unten getroffen, und es gibt wenig Raum für individuelle Präferenzen. Mitunter können Mitarbeitende gezwungen werden, gegen ihre Interessen zu handeln, was zu Spannungen führen kann.

Trotz der hohen Formalisierung fühlen sich viele Mitarbeitende stark mit ihrer Organisation – oder zumindest der in ihr herrschenden traditional-patriarchalen Struktur – eng verbunden, was zu einer hohen Identifikation führt. Bis in die 1980er-Jahre waren lebenslange Zugehörigkeiten zu Unternehmen fast so etwas wie eine Selbstverständlichkeit: Es gab »Siemensianer« und »Mieleianer« oder »Pöstler«, von denen man sagte, dass »gelbes Blut« durch ihre Adern fließe.

In diesem Arbeitsmodell sind Autonomie und Selbstverantwortung eingeschränkt. Wenn Mitarbeitende nicht den Erwartungen entsprechen, kann es zu Sanktionen kommen, die wiederum zu einem Kreislauf von Dominanz und Widerstand führen können.

Das Modell der Bürokratie

Dieses Modell wird von der Annahme bestimmt, dass sich Beziehungen als hierarchische Rangfolge anordnen lassen. Personen höheren Ranges haben mehr Privilegien und Prestige als rangniedrigere Personen. Diese erhalten dafür in der Regel Schutz und Fürsorge.

Die hierarchische Ordnung kann sich aus vielen statusrelevanten Merkmalen ergeben (z. B. Einkommen und Vermögen, beruflicher Status, Geschlecht, Seniorität und Erfahrung, Herkunft, Aussehen, Fähigkeiten). In dieser Form der Beziehungsgestaltung werden in der Hierarchie höher angesiedelte Menschen besser behandelt als rangniedrigere Personen. Beispiele dieser Beziehungsgestaltung findet man in vertikal strukturierten Organisationen und in patriarchalischen Gesellschaften.

Das moralische Prinzip: das Einhalten der Hierarchie sowie Respekt gegenüber Autoritäten.

Der Markt

Seit den 1980er-Jahren haben sich traditionelle Arbeitsprozesse als unzureichend erwiesen. Märkte sind gesättigt, der Wettbewerb ist intensiver geworden und Kunden verlangen mehr Vielfalt und schnellere Innovationen. Die starren Strukturen der Vergangenheit sind zu teuer und unflexibel. In den 1990er-Jahren wurde klar, dass Unternehmen flexiblere Strukturen und Innovationen benötigen. Insbesondere in Großbritannien und den Vereinigten Staaten wurde das Versprechen einer neuen Freiheit durch den freien Markt verbreitet.

Märkte sind unpersönlich und anonym, was bedeutet, dass sie ohne Rücksicht auf persönliche Eigenschaften der Teilnehmenden funktionieren. Entscheidungen werden rein auf Basis von Preis und Leistung getroffen, nicht aufgrund von persönlichen Beziehungen. Dies mag inhuman erscheinen, hat aber den Vorteil, dass nur die Leistung zählt. Der Markt als Koordinationsmuster basiert auf Verträgen und ermöglicht es, wirtschaftliche Entscheidungen von politischen Ansichten zu entkoppeln. Zudem schützt er Individuen vor Diskriminierung aufgrund von Merkmalen, die nichts mit ihrer wirtschaftlichen Tätigkeit zu tun haben – beispielsweise politische oder religiöse Einstellungen, Herkunft oder sexuelle Orientierung. Solange Menschen am Marktgeschehen teilnehmen, spielt es keine Rolle, ob sie rechts- oder linksradikal, hetero- oder homosexuell sind.

In der heutigen Arbeitswelt wird von Mitarbeitenden erwartet, dass sie Flexibilität und Problemlösungsfähigkeiten einbringen. Diese Veränderungen führen zu Herausforderungen: Die Steuerung wird komplexer, es entsteht Wettbewerbsdruck, und mehr Dezentralisierung kann zu mehr Komplexität führen. Mitarbeitende müssen sich selbst steuern und Verantwortung übernehmen, was zu erhöhtem Druck führt.

Diese Entwicklungen zeigen, wie sich die Arbeitswelt an die Anforderungen des Marktes anpasst, gleichzeitig aber auch neue Herausforderungen für Organisationen und Mitarbeitende schafft.

Das Modell der Marktpreisgestaltung

In diesem Modell wird eine Beziehung wie ein Geschäft betrachtet, bei dem alles, was ausgetauscht wird, einen bestimmten Wert hat. Alle müssen für das, was sie bekommen, einen fairen Preis zahlen. Wenn das, was man gibt und bekommt, im Gleichgewicht ist, gilt die Beziehung als fair, wobei alle versuchen, das Beste für sich zu erreichen. Beide Parteien haben die Möglichkeit, durch gegenseitige Absprachen mehr herauszuholen. Es wird darauf geachtet, dass alle Abmachungen eingehalten werden, und wenn das nicht passiert, gibt es idealerweise vorher festgelegte Regeln, um damit umzugehen. Wenn sich die Wünsche ändern, muss neu verhandelt werden.

Ein Risiko bei diesem Ansatz ist, dass Dinge, die keinen direkten Nutzen bringen, oft vernachlässigt werden, obwohl sie wichtig für die Stabilität der Beziehung sind. Auch unausgesprochene Erwartungen oder Unzufriedenheit mit dem, was das Gegenüber beiträgt, können zu Frustrationen führen. Derjenige, der mehr in die Beziehung investiert hat, ist oft abhängiger, weil er bei Konflikten seine Investitionen nicht einfach zurückziehen kann. Beispiele für solche Beziehungen sind vertraglich geregelte Partnerschaften oder Beziehungen, die auf bestimmten Eigenschaften wie Reichtum oder Schönheit basieren.

Das moralische Prinzip: die Berücksichtigung von Proportionalität.

Das Netzwerk

Netzwerkorganisationen funktionieren ähnlich wie Wohngemeinschaften: Man teilt Ressourcen und spart Geld, während alle ihrer eigenen Wege gehen. In der Küche trifft man sich für interessante Gespräche, ohne unbedingt eng befreundet zu sein. Das Wissen um die Eigenheiten der anderen macht das Zusammenleben vorhersehbar. Netzwerke verbinden Menschen durch ihre Unterschiede und bewegen sich zwischen Markt und Hierarchie. Sie sind nicht zentral gesteuert, sondern arbeiten ohne feste Strukturen. Netzwerke kombinieren hierarchische und marktliche Elemente, um Aktivitäten effizient zu verknüpfen.

Anders als formale oder bürokratische Verhandlungssysteme basieren Netzwerke auf gegenseitiger Abhängigkeit und informellen Normen, die Gleichheit sichern. Netzwerke sind komplex, da sie sowohl Wissen generieren als auch den individuellen Interessen folgen. Sie unterscheiden sich von Märkten und Organisationen durch ihre lockeren, aber stabilen Beziehungen, die regelmäßige Treffen ermöglichen. Netzwerke sind soziale Strukturen, die durch Ruf und Status gesteuert werden. Sie beobachten Mitglieder genau hinsichtlich ihrer Fähigkeiten und ihrer Bereitschaft zum Austausch. Netzwerke sind Plattformen für den Wissensaustausch und funktionieren nicht über Verträge oder Geld, sondern über die Bereitschaft, Wissen zu teilen und zu empfangen, begleitet von Kompetenz. Sie kommunizieren eine Gemeinschaftsform, in der individuelle Eigenschaften den Wert und den Status im System beeinflussen.

Ein Netzwerk unterscheidet sich von einem Markt dadurch, dass Anbietende und Produzierende sowohl zusammenarbeiten als auch konkurrieren. Diese Mischung verändert und erweitert die Funktionsweise von Märkten. Netzwerke haben Eigenschaften von traditionellen Märkten und hierarchischen Organisationen, sind aber dennoch anders. Man hofft, dass Netzwerke helfen können, wenn Hierarchien und Organigramme nicht ausreichen – z. B. um Ideen und Erfahrungen offen auszutauschen, persönliche Verbindungen zu knüpfen, Vertrauen aufzubauen, Trends zu erkennen, Innovationen zu fördern oder komplexe Probleme zu lösen. Zusammengefasst basieren Netzwerke auf drei Dingen: (1) dem Austausch von Wissen, (2) der Bewertung von Wissen und (3) der Kommunikation vom eigenen Ruf und Ansehen. Sie schaffen stabilere Zusammenarbeit als Märkte, sind aber weniger fest verbunden als Organisationen.

Das Netzwerkmodell

Die Beziehungen basieren in diesem Modell auf der Aufrechterhaltung des Gleichgewichts und der Reziprozität zwischen den jeweils gleichberechtigten Mitgliedern der Gruppe. Die Mitglieder achten darauf, ob die Beziehungen ausbalanciert sind.

Das übergeordnete Konzept besteht darin, dass jedes Mitglied der Beziehung den gleichen Anspruch hat, etwas zu erhalten. Gleichzeitig wird jedoch erwartet, dass an anderer Stelle das Mitglied dies wieder ausgleicht und etwas in die Gruppe oder Beziehung einbringt, was für andere förderlich ist. Beispiele für diese Form der Beziehungsgestaltung sind Communities of Practice, Netzwerke, aber auch Berufsverbände oder Organisationen wie der Lions Club.

Das moralische Prinzip: die Beachtung von Ausgewogenheit und Gleichheit sowie Kooperation und Reziprozität in freiwilligen Allianzen.

Wer herausbekommen möchte, welches Modell für die eigene Person »eher« prägend ist, kann die folgenden Fragen im Sinne einer Selbstreflexion beantworten. Dabei gibt es kein richtiges oder falsches Beziehungsmuster, und es kommt auch nicht darauf an, sich für ein einziges zu entscheiden, da es immer Überschneidungen gibt. Der Sinn der Selbstreflexion besteht darin, sich selbst »auf die Schliche zu kommen«, welche Denkart vielleicht dominanter ist als die andere und was sich daraus für Konsequenzen ergeben könnten.

Das Beziehungsmuster, das mich am meisten geprägt hat

- Wählen Sie einen Kontext oder eine Organisation aus, in dem oder der Sie arbeiten oder wirksam sind (z. B. Ihr Arbeitsort, Ihr Verein, Ihr Verband). Wenn Sie an die Art und Weise der Beziehungsgestaltung dort denken sowie an die objektiven Situationsgegebenheiten, die Ihren Handlungs- und Entscheidungsraum strukturieren, wie bewerten Sie Ihre Möglichkeiten der Beziehungsgestaltung bzw. wie sehr treffen die folgenden Aussagen auf Sie zu? Entscheiden Sie mit einer Skala von 1 bis 5
- 1 = gar nicht, 2 = wenig, 3 = teils, teils, 4 = ziemlich und 5 = voll.

Zählen Sie die jeweiligen Punktwerte pro Block zusammen und reflektieren Sie das Ergebnis vor dem Hintergrund Ihrer eigenen Beziehungsgestaltung:

- Hätten Sie das Ergebnis so erwartet? Was kommt Ihnen bekannt und vertraut vor? Was hat Sie eher überrascht? Fühlen Sie sich in »Ihrem Muster« sicher?

Gemeinschaft

- Für unsere Beziehung/Community gilt das Motto, was mein ist, ist auch dein bzw. einer für alle, alle für einen.
- Wenn jemand von uns in Schwierigkeiten wäre, würden die anderen die eigenen Pläne umwerfen und ihr Möglichstes tun, um zu helfen.
- Wir alle bemühen uns, immer darauf zu achten, was die andere Person braucht, damit sie nicht darum bitten muss.

Bürokratie

- Eine:r von uns darf mehr entscheiden und bestimmen.
- Eine:r von uns ist einflussreicher und unterstützt und fördert die anderen.
- Eine:r von uns hat mehr Privilegien.

Markt

- Ich investiere in diese Beziehung/Community, solange es sich für mich lohnt.
- Unsere Beziehung/Community könnte man als nutzbringende, vernunftbetonte Partnerschaft bezeichnen.
- Davon, dass wir uns zusammengetan haben, erwartet jede:r von uns einen Gewinn.

Netzwerk

- Wenn wir etwas gemeinsam unternehmen, zahlen wir entweder abwechselnd oder wir teilen die Summe untereinander auf.
- In dem, was wir füreinander tun, versuchen wir immer ein möglichst ausgewogenes Verhältnis beizubehalten.
- Wenn es etwas zu verteilen gibt, so bekommen alle möglichst den exakt gleichen Anteil.

2.1.2 Welche Möglichkeiten bietet die Ausgangssituation?

Es kann verwirrend sein, dass das Modell »Mikro-Makro-Modell« heißt, obwohl es mit der Logik der Situation auf der Makro-Ebene beginnt. Eigentlich müsste es dann »Makro-Mikro-Modell« heißen. Also: Wo fängt das Modell wirklich an?

Diese Frage ist nicht einfach zu beantworten, besonders wenn wir davon ausgehen, dass Menschen Entscheidungsfreiheit haben. Trotzdem gilt: Egal, wo wir sind oder was wir tun, wir starten nie bei null. Es gibt immer schon eine bestimmte Kultur, Struktur oder Ausgangslage, in die wir hineingeboren werden oder in der wir uns bewegen. Zum Beispiel wachsen wir immer in eine bestimmte Familie hinein, werden Teil einer bestimmten Organisationskultur (egal ob diese eher marktorientiert oder bürokratisch ist) und es macht einen Unterschied, in welchem Land wir aufwachsen.

Das bedeutet aber nicht, dass wir keine Entscheidungsfreiheit haben. Und Entscheidungsfreiheit heißt nicht, dass wir alles tun können, was wir wollen, sondern dass wir innerhalb bestimmter Möglichkeiten zwischen Alternativen wählen können. Deshalb ist es wichtig, zuerst die Ausgangslage (also die Logik der Situation) zu betrachten, bevor wir uns mit dem eigentlichen Handeln (der »Logik der Entscheidung«) beschäftigen. Nehmen wir die folgenden drei Beobachtungen als Ausgangspunkt:

Drei Fallbeispiele

- Eine Mitarbeiterin A. organisiert eine außergewöhnlich großzügige Feier.
- In einer Teamsitzung melden sich konsequent keine Personen zu Wort.
- In einem Meeting redet ein Mitarbeiter B. ohne Unterlass.

Wenn wir nun die Ausgangslagen der Organisation in den Blick nehmen, in der sich die handelnden Personen befinden, können die folgenden drei Diagnosefragen hilfreich sein:

Diagnosefragen zur Logik der Situation

1. Welche äußeren Faktoren beeinflussen die aktuelle Situation?
2. Welche Anreize, Sanktionen oder Gelegenheiten beeinflussen das individuelle Verhalten?
3. Wie werden diese Faktoren interpretiert und bewertet?

Die »Makro-1-Situation« ist die Ausgangslage, in der Menschen ihre Umgebung wahrnehmen und Entscheidungen treffen. Sie gibt immer bestimmte Möglichkeiten vor, was man tun kann, aber auch Einschränkungen, was nicht geht. Egal wie gut eine Organisation geplant ist, sie kann nie alle möglichen Situationen und Zusammenhänge im Voraus genau vorhersehen.

Wenn ich als Beratungsperson oder Führungskraft Antworten auf Fragen zur Logik der Situation bekomme, verstehe ich besser, was bei den Mitarbeitenden wirklich ankommt und was nicht. Allerdings sind diese Antworten nicht immer eindeutig oder leicht zu verstehen. Es ist besonders wichtig, den betroffenen Personen aufmerksam zuzuhören, wie sie die Situation wahrnehmen und deuten. Dabei muss ich akzeptieren, dass jede Person die Situation auf ihre eigene, persönliche Weise sieht – geprägt durch ihre Erfahrungen, Gewohnheiten und ihr Alltagswissen.

Es folgt eine Übersicht, wie man diese Diagnosefragen als gezielte »Coaching-Fragen« stellen und genauer ausformulieren kann.

1. *Was beeinflusst die aktuelle Situation?*
   - Wie sind Geld, Materialien und andere wichtige Dinge verteilt?
   - Wie kann man in dieser Umgebung Anerkennung oder einen guten Ruf bekommen?
   - Welche Regeln und Gewohnheiten sind hier besonders wichtig?
   - Welche Aufgaben oder Positionen sind hier bedeutend und wie wirken sie sich aus?
2. *Was wirkt sich auf das Verhalten der Menschen aus?*
   - Was motiviert die Mitarbeitenden, sich so oder so zu entscheiden?

  - Was macht es leichter oder schwerer, bestimmte Dinge zu tun?
  - Gibt es Belohnungen für bestimmtes Verhalten? Welches Verhalten wird besonders unterstützt?
  - Gibt es Strafen oder Nachteile, wenn man sich nicht an die Regeln hält?
  - Welche sozialen Bedingungen helfen dabei, sich zu engagieren, und welche machen es schwieriger?
3. *Wie werden diese Einflüsse wahrgenommen und bewertet?*
  - Welche Handlungen sind unter diesen Bedingungen am wahrscheinlichsten?
  - Welche anderen Möglichkeiten gibt es und warum sind sie weniger wahrscheinlich?

Zurück zu den drei Fallbeispielen. Wie könnten die Interpretationen der Ausgangslagen für die jeweilige Person aussehen?

Wie die Ausgangslage möglicherweise interpretiert wurde

- Eine großzügige Feier zu organisieren, könnte dann anstehen, wenn es üblich ist, ein Jubiläum oder einen Meilenstein zu feiern, wenn es gilt, besondere Dankbarkeit zu zeigen, oder falls es in der Firma verpönt ist, als geizig eingeschätzt zu werden.
- Es ist unwahrscheinlich, sich in einer Teamsitzung zu Wort zu melden, wenn allgemein Angst vor Kritik herrscht, wenn dominante Persönlichkeiten einschüchtern oder wenn sowieso keine Zeit zur Verfügung steht.
- In einem Meeting ohne Unterlass zu reden, kann eine Reaktion darauf sein, dass bislang Feedback und Diskussionen zu Streit geführt haben, dass die Meinung vorherrscht, die anderen verstehen einen sowieso nicht, oder dieses Verhalten kann genutzt werden, um darüber klarzustellen, wer das Sagen hat.

2.2 Logik der Selektion – die individuelle Entscheidung

Wie treffen Menschen Entscheidungen? Wie selbstbestimmt ist ein Mensch, wenn er nicht bei null anfängt? Ist er wirklich frei in seinen

Entscheidungen, auch wenn die Situation ihm nur wenig Spielraum lässt, weil es Regeln, Erwartungen und Vorschriften gibt? Und was bedeutet diese Freiheit dann überhaupt noch?

Um diese Fragen zu beantworten, wird zuerst erklärt, warum Menschen überhaupt handeln (1): Sie tun etwas, weil sie motiviert sind, ihre Ziele zu erreichen – z. B. möchten sie Dinge besitzen, Anerkennung bekommen oder bestimmte Positionen erreichen. Danach braucht es ein Prinzip, das zeigt, wie Menschen sich in bestimmten Situationen wahrscheinlich verhalten (2). Dieses Prinzip besagt: Menschen handeln meistens so, dass sie für sich selbst den größten Vorteil herausholen oder das Beste für sich erreichen wollen, um am Ende zufrieden zu sein.[5]

2.2.1 Individuelle Entscheidungsebene

Die Diagnosefrage lautet: Warum treffen die Personen gerade diese Entscheidung? Mithilfe welcher Erklärung handeln sie sinnvoll? Welchen Grund gibt es dafür? Und wie können wir Vorhersagen treffen?

Warum wir uns so entscheiden, wie wir uns entscheiden

Prämisse 1: Der Mensch entscheidet frei und intentional.

Der Mensch hat einen freien Willen! Es ist eine Freiheit »zu etwas« und nicht »von etwas«. Wenn wir Freiheit nur als die Abwesenheit von Unfreiheit verstehen, kommen wir nicht weit. Sind wir frei, wenn wir wie eine Nussschale auf hoher See hin und her schaukeln? Oder besteht Freiheit nicht eher darin, die Möglichkeit zu haben, zwischen Alternativen wählen zu können, und dabei willentlich dem eigenen Interesse zu folgen?

Eine solch intentionale Entscheidungsfreiheit bedeutet nicht, dass erzieherische Werthaltungen, Gesellschafts- oder Gruppendruck, Vorbilder oder Medien-

5 Dieses kognitive Modell berücksichtigt keine beeinträchtigten Menschen, deren Entscheidungsfreiheit physisch oder psychisch eingeschränkt ist, bspw. durch Medikamente oder aufgrund eines Unfalls. Ebenfalls soll nicht geleugnet werden, dass Entscheidungen nicht ausschließlich »willentlich«, sondern ebenso emotional getroffen werden. Insofern ist jedes Modell zwangsläufig beschränkt.

einflüsse keine Rolle spielen. Sie stellen jedoch keine absoluten Determinanten dar, welche die Entscheidung im Voraus programmieren, sondern gehen lediglich als Parameter in die Willensbildung ein. Sie nehmen Einfluss auf die Präferenzen, aber auch Präferenzen sind wählbar: Erst der Wille macht die Handlung zur Entscheidung und erst die Entscheidung macht die Handlung individuell zurechenbar und verantwortbar: Wer entscheidet, muss sich für die Taten persönlich rechtfertigen.

Prämisse 2: Der Mensch strebt rational danach, seinen Nutzen zu maximieren. Manche Menschen widersprechen dieser zweiten Annahme vorab, weil sie nicht genau wissen, was mit »rational« gemeint ist. Außerdem fragen sie sich, warum Menschen immer nur so handeln sollten, dass sie für sich selbst den größten Nutzen haben.

Es geht darum, die Handlungen von Menschen vorhersagen zu können. Das heißt: In einer bestimmten Situation ist es für jemanden sinnvoll, sich *für diese* Option zu entscheiden und nicht für die andere, weil sie für diese Person subjektiv am besten erscheint. Für ein Team bedeutet das, dass man gegenseitig davon ausgeht, dass auch andere im Team jeweils die für sie vorteilhafteste Möglichkeit wählen. Dabei bedeutet »rational« nicht, dass man ein Urteil darüber fällen kann, ob etwas »an sich« gut oder schlecht ist. Der Wert einer Entscheidung wird nur danach beurteilt, wie nützlich sie für die einzelne Person ist – und das muss nicht immer Geld oder Besitz sein. Der »ökonomische Wert« ist einfach das, was für die Person selbst wichtig ist und was sich in ihrem Verhalten zeigt.

Auch moralisch gutes Verhalten kann als Nutzenmaximierung verstanden werden. Wenn jemand z. B. aus moralischen Gründen Trinkgeld gibt oder anderen hilft, kann das auch das eigene Wohlbefinden steigern. Selbst Menschen, die als besonders selbstlos gelten, wie Wohltäterinnen oder Asketen, tun oft Dinge, die ihnen selbst ein gutes Gefühl geben.

Wie lautet die Intention und worin liegt der individuelle Nutzen?
Schauen wir uns die oben genannten Beispielfragen noch einmal an: Was ist die Absicht hinter dem Verhalten und welchen persönlichen Vorteil erhoffen sich die Beteiligten?

Warum sollte eine Mitarbeiterin ein sehr großes Fest organisieren und was hat sie selbst davon? Vielleicht hat sie Angst, als geizig zu gelten, und möchte stattdessen als großzügig und hilfsbereit wahrgenommen werden.

Die gleiche Frage kann man auch den Mitarbeitenden stellen, die in Teamsitzungen schweigen: Warum sagen sie nichts und was bringt ihnen das? Vielleicht ist Schweigen für sie das kleinere Übel, weil sie erlebt haben, dass frühere Beiträge negativ ausgelegt oder gegen sie verwendet wurden.

Und was erhofft sich ein Mitarbeiter davon, ständig zu reden? Vielleicht glaubt er, dass er nur so seine schwierige Lage den anderen verständlich machen kann.

Mit den beiden Fragen »Welche Absicht steckt dahinter?« und »Welchen Vorteil verspricht sich die Person davon?«, die man etwa auch in einer Rückschau oder einem Coaching stellen kann, bekommt man zwei wichtige Antworten.

Mithilfe der Frage nach der Absicht (Intention) unterstellen wir radikal, dass jedes Verhalten – zumindest in den Augen der Handelnden – »sinnvoll« oder »plausibel« ist, bzw. rekonstruieren wir das Verhalten als sinnvoll.

Mithilfe der Frage nach dem Vorteil (Nutzen) bekommen wir heraus, von welchen »guten Gründen« die Mitarbeitenden überzeugt sind. Und selbst wenn die Vorgesetzten komplett anderer Meinung sind, hilft es wenig, den Mitarbeitenden ihre Gründe ausreden zu wollen. Oder glauben Sie, dass der Appell, »man möge doch mutig reden, es werde bestimmt nichts passieren«, in besagter Teamsitzung auch nur im Entferntesten etwas ändern wird?

2.3 Logik der Aggregation

Bisher haben wir uns angeschaut, wie in einer bestimmten Ausgangslage (Logik der Situation) einzelne Personen Entscheidungen treffen (Logik der Selektion) – das war noch recht einfach zu verstehen. Schwieriger wird es, wenn wir uns fragen: Wie führen die einzelnen, zielgerichteten Handlungen von vielen Menschen (z. B. in einem Team oder einer Abteilung) dazu, dass daraus ein gemeinsames Verhalten oder bestimmte Abläufe in einer Organisation entstehen (Logik der Aggregation)? Anders gesagt: Nach welchen Regeln oder Mustern summieren sich die einzelnen Handlungen zu festen Gewohnheiten, Abläufen oder Regeln in einer Organisation auf?

»Aufsummieren« bedeutet hier, dass nicht nur eine Person so handelt, sondern alle Beteiligten gleichzeitig und ständig. Jedes Teammitglied nimmt die Situation auf seine eigene Weise wahr, entscheidet individuell und trägt so dazu bei, dass ein bestimmtes Muster entsteht, sich festigt oder verändert. Selbst wenn jemand nichts tut, ist das auch eine Entscheidung, die Auswirkungen hat.

Wichtig ist: Es gibt keine einfache Regel oder logische Beziehung, wie man von den einzelnen Handlungen der Menschen (Mikro-Ebene) auf das große Ganze (Makro-Ebene) schließen kann. Nur weil man das Verhalten einzelner Personen beschreibt, kann man nicht automatisch erklären, wie daraus ein gemeinsames Verhalten entsteht. Zum Beispiel: Wenn sich einige Mitarbeitende freundlich verhalten, heißt das nicht, dass die ganze Organisation eine freundliche Kultur hat.

Alle, die sich mit dem Verhalten und den Entscheidungen von Menschen in Organisationen beschäftigen (wie in der Organisations- und Personalentwicklung), stehen vor der Herausforderung, zu erklären, wie die einzelnen Handlungen miteinander verbunden werden, sodass daraus ein gemeinsames soziales Phänomen entsteht.

Das Übersummative

- Unter dem Satz »Das Ganze ist mehr als die Summe seiner Teile« versteht man, dass bei Gruppen, Organisationen oder Systemen nicht einfach nur alle Einzelteile oder Einzelhandlungen zusammengerechnet werden können, um das Gesamtverhalten oder das Gesamtergebnis zu erklären.
- Es entstehen durch das Zusammenspiel der einzelnen Teile neue Eigenschaften, Muster oder Wirkungen, die man nicht vorhersagen kann, wenn man nur die Einzelteile betrachtet. Das bedeutet: Das, was gemeinsam entsteht, ist oft

etwas anderes und mitunter sogar mehr, als wenn man nur die einzelnen Beiträge nebeneinanderlegt. Es ist also mehr als nur eine Summe.

- In einer Jazzband spielt jedes Mitglied ein Instrument mit den dazugehörigen Noten, aber erst das spezifische Zusammenspiel mit Rhythmus, Stimmung und Improvisation macht die Musik als Ganzes zu einem besonderen Erlebnis, das mehr ist als die Summe der einzelnen Töne und Aktionen.

Gatekeeper-Ansatz und kritische Masse

Gatekeeper bedeutet übersetzt »Türsteher:in« oder »Schleusenwärter:in«. In der Kommunikationswissenschaft beschreibt der Gatekeeper-Ansatz, dass bestimmte Personen an wichtigen Stellen entscheiden, was weitergegeben wird und was nicht. Das wurde schon vor etwa 80 Jahren von dem Psychologen Kurt Lewin (1947, S. 145) untersucht. Er schaute sich an, wie Lebensmittel vom Laden oder Garten bis auf den Esstisch kommen. Dabei stellte er fest: An verschiedenen Punkten wird entschieden, ob ein Lebensmittel weiterkommt oder aussortiert wird – z. B. je nach Auswahl, Preis, Geschmack oder Hunger. Die Menschen, die an diesen Stellen entscheiden, nannte Lewin »Gatekeeper«. Ihr persönlicher Einfluss ist dabei sehr groß.

Die Spieltheorie spricht in diesem Zusammenhang von der »kritischen Masse«. Das bedeutet: Es müssen nicht alle Menschen von einer neuen Idee oder Strategie überzeugt werden. Es reicht, wenn eine bestimmte Anzahl – also eine »kritische Masse« – mitmacht. Sobald diese Schwelle überschritten ist, setzt sich die neue Idee oft von selbst durch und wird zum neuen Standard.

Allerdings ist es in der Praxis sehr schwierig, genau vorherzusagen, welche Menschen und wie viele Menschen nötig sind, um diese kritische Masse zu erreichen, weil soziale Prozesse sehr komplex sind.

2.3.1 Organisationale Ambivalenz: Das Problem mit dem Engagement

Sven Kette (2025) erklärt sehr anschaulich, wie das Verhalten einzelner Menschen zusammenwirkt und welche Folgen oder auch unerwartete Nebenwirkungen das haben kann. Wie schon in der Einleitung beschrieben, sieht auch Kette, dass sich das Management in den letzten Jahren verändert hat: Das Verhältnis zwischen Organisation und Mitarbeitenden wandelt sich grundlegend. Die Hauptidee ist, dass Organisationen nicht mehr nur auf feste Regeln und strenge Hierarchien setzen. Stattdessen bekommen die Mitarbeitenden mehr Freiheiten und Verantwortung. So können sie flexibler auf neue Aufgaben reagieren und im Sinne der Firma handeln. Kurz gesagt: Es gibt weniger Kontrolle, dafür aber mehr Eigeninitiative und Engagement. Die Mitarbeitenden erkennen die neuen Freiräume und nutzen sie zum Wohl der Organisation.

Allerdings – und es ist klar, dass sich die kritische Nachfrage an dieser Stelle aufdrängt: Wenn diese »neuen Freiheiten« tatsächlich Freiheiten sind, bedeutet das, dass es weder sicher ist, dass sich die Individuen im Sinne des Organisationszweckes entscheiden, noch dass diese Freiheiten tatsächlich flächendeckend die Motivation steigern.

Die handlungstheoretisch spannenden Fragen lauten:

- Wie kann man erreichen, dass Mitarbeitende nicht nur »anwesend sind«, sondern sich wirklich aktiv einbringen und motiviert arbeiten?
- Wie stellt man sicher, dass dieses Engagement auch tatsächlich den Zielen und Interessen der Organisation zugutekommt?

Man möchte es kaum glauben, aber dem Faktor »Engagement« haftet etwas Ambivalentes an und ein »je mehr – desto besser« ist nicht automatisch gut, sondern kann geradezu riskant sein: Was einerseits als produktiv gilt, kann andererseits ebenso Spannungen erzeugen. Was demgegenüber als passiv erscheint, kann stabilisieren oder den Wandel erleichtern. Engagement »an sich« ist eben doch keine Tugend.

Kette schlägt zur Illustration vor, das Problem des Engagements zweidimensional zu denken (siehe Abbildung 3): Einerseits kann man auf die Intensität des Engagements schauen (hoch/niedrig), andererseits gilt es auch, auf die Richtung des Engagements zu schauen, ob es im Sinne der Organisation funktional oder eher dysfunktional ist. Hieraus ergibt sich – abermals – eine Vier-Felder-Tafel mit vier Engagement-Prototypen: Alle vier Prototypen haben in der faktischen Realisierung auf der Makro-Ebene ihre Stärken und Schwächen. Diese werden pro Typ fokussiert zusammengefasst, sowohl in ihrer augenscheinlichen Dynamik als auch in der Gegenperspektive:

»Man hat die Fehler seiner Tugenden«

Gemäß dem Diktum können auch gute Eigenschaften (Tugenden) manchmal negative Seiten oder unerwünschte Folgen haben. Zum Beispiel kann jemand, der sehr hilfsbereit ist, sich leicht ausnutzen lassen. Oder wer besonders gründlich arbeitet, braucht vielleicht zu viel Zeit für Aufgaben. Kurz gesagt: Jede Stärke kann unter bestimmten Umständen auch zu einer Schwäche werden.[6]

Der High Performer und seine Grenzen

High Performer sind Mitarbeitende, die durch ihr Engagement und ihre Leistung die Erwartungen übertreffen und ihre Handlungen konsequent an den Zielen der Organisation ausrichten. Sie gelten als Vorbilder, da sie nicht nur formale Anforderungen erfüllen, sondern auch die ihnen gegebenen Freiräume im Sinne der Organisationsziele nutzen. Ihr Verhalten wird von der Führungsebene geschätzt und dient als Maßstab, an dem andere Mitarbeitende gemessen werden.

Doch die Rolle des High Performers hat auch Schattenseiten: (1) High Performer haben oft hohe Karriereziele. Wo Karrierechancen knapp sind und die Konkurrenz entsprechend groß, kann ein zu starkes Engagement dazu führen, eher auf mikropolitische Machtspiele zu setzen, als den eigentlichen Organisationszielen zu folgen. (2) Ihr Fokus auf Höchstleistung führt oft zu einem starken Festhalten an bewährten Wegen und Strategien. Dies fördert zwar Effizienz

6 In der Beratung ist diesbezüglich das Werte- und Entwicklungsquadrat von Friedemann Schulz von Thun (1989) sehr bekannt, das ursprünglich 1962 als »Wertequadrat« von Nicolai Hartmann (1962) stammt.

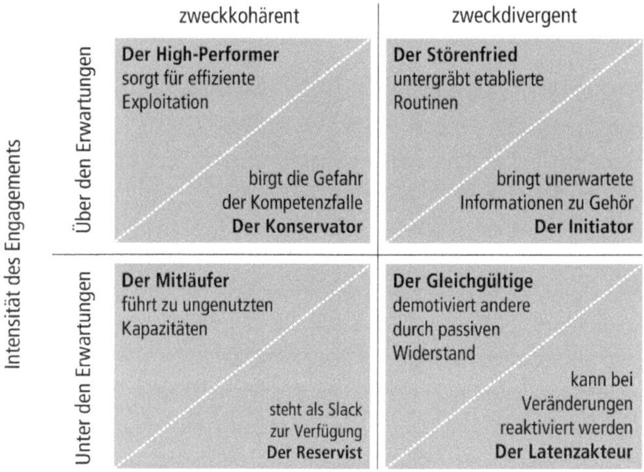
zweckkohärent
zweckdivergent
Intensität des Engagements
Über den Erwartungen
Unter den Erwartungen
Der High-Performer
sorgt für effiziente Exploitation
birgt die Gefahr der Kompetenzfalle
Der Konservator
Der Störenfried
untergräbt etablierte Routinen
bringt unerwartete Informationen zu Gehör
Der Initiator
Der Mitläufer
führt zu ungenutzten Kapazitäten
steht als Slack zur Verfügung
Der Reservist
Der Gleichgültige
demotiviert andere durch passiven Widerstand
kann bei Veränderungen reaktiviert werden
Der Latenzakteur

Abbildung 3: Die Richtung des Engagements (nach Kette, 2025, S. 226)

und Stabilität, birgt aber die Gefahr, in einer »Kompetenzfalle« zu landen: Die Organisation konzentriert sich zu sehr auf bestehende Stärken und vernachlässigt die Entwicklung neuer Fähigkeiten oder Innovationen.

Praxistipp

Für Führungskräfte: Sie sollten High Performer fördern, aber gleichzeitig darauf achten, dass ihre Stärken nicht zu einseitig genutzt werden. Es ist wichtig, ebenfalls Raum für »neue« und andere Kompetenzen zu schaffen, um langfristig wettbewerbsfähig zu bleiben.

Im Fokus der Organisation: High Performer sollten ihre Stärken nicht auf Kosten von Innovation und Anpassungsfähigkeit durchsetzen.

Der Störenfried als Chance

Der Störenfried gehört zu der Riege der Mitarbeitenden, deren Engagement »objektiv« ebenso intensiv ist wie das eines High Performers, aber nicht den bestehenden Organisationszielen oder -strukturen entspricht. Statt sich an formale Vorgaben zu halten, strebt diese Person »andere« Veränderungen an – sei es bei den Organisationszielen, Entscheidungswegen, Zuständigkeiten oder Prozessen. Dadurch stellt sie die bestehende Ordnung infrage und wird oft als Störfaktor wahrgenommen.

Doch aus einer funktionalen Perspektive kann der Störenfried auch als Initiator:in gesehen werden. Sein zweckabweichendes Engagement birgt Chancen für organisationales Lernen und Innovation. Indem die Person Themen oder Informationen ins Spiel bringt, die sonst ignoriert würden, kann sie die Organisation dazu anregen, neue Wege zu erkunden und sich anzupassen. Dies wirkt als Korrektiv zur Tendenz vieler Organisationen, sich zu sehr auf bewährte Strategien zu konzentrieren und dadurch in eine »Kompetenzfalle« zu geraten.

Der Störenfried mag stören, aber genau darin liegt sein Potenzial. Er kann die Organisation dazu bringen, über den Tellerrand zu schauen und neue Wege zu erkunden – eine wichtige Ergänzung zur oft einseitigen Fokussierung auf Effizienz und Stabilität.

Praxistipp

Für Führungskräfte: Störenfriede sollten nicht vorschnell als Problem abgetan werden. Ihr Engagement kann wertvolle Impulse für Veränderung und Innovation liefern. Es gilt, ihre Ideen konstruktiv aufzugreifen und in den Organisationsprozess zu integrieren.

Im Fokus der Organisation: Eine Kultur, die Raum für abweichende Meinungen und Initiativen zulässt, fördert Lernfähigkeit und Anpassungsfähigkeit. Dies ist besonders in dynamischen Umfeldern entscheidend, um langfristig wettbewerbsfähig zu bleiben.

Der Mitläufer als Reservist

Mitläufer:innen sind Mitarbeitende, die sich zwar an die formalen Ziele und Strukturen der Organisation halten, aber nur minimales Engagement zeigen. Sie erfüllen ihre Aufgaben zögerlich und vermeiden zusätzliche Anstrengungen, was oft als Minderleistung wahrgenommen wird. Im Vergleich zum High Performer, der als Ideal gilt, werden Mitläufer:innen häufig als Problemfall betrachtet, da ihr zurückhaltendes Engagement die Effizienz der Organisation beeinträchtigt.

Doch aus einer anderen Perspektive können Mitläufer:innen auch als Reservist:innen gesehen werden (»Reserve« heißt auch das 2023 erschienene Buch von Prinz Harry). Ihr zurückgehaltenes Engagement schafft eine Art »organisationales Fettpolster«, das in Krisen- oder Ausnahmesituationen mobilisiert werden kann. In solchen Phasen, in denen Routineprozesse nicht ausreichen, können Mitläufer:innen zusätzliche Kapazitäten bereitstellen und so die Organisation unterstützen.

Mitläufer:innen mögen auf den ersten Blick als schwach erscheinen, aber sie können in kritischen Momenten eine wichtige Ressource sein. Ihr zurückhaltendes Engagement bietet der Organisation die Möglichkeit, in anspruchsvollen Zeiten zusätzliche Kräfte zu mobilisieren – ein oft unterschätzter Vorteil.

Praxistipp

Für Führungskräfte: Mitläufer:innen sollten nicht vorschnell als Problem abgestempelt werden. Ihr Potenzial kann in unvorhergesehenen Situationen wertvoll sein. Es gilt, ihre Motivation zu fördern und sie gezielt in anspruchsvollen Phasen einzubinden.

Im Fokus der Organisation: Eine gewisse Reserve an »Slack[7]« kann die Flexibilität und Resilienz der Organisation erhöhen. Es ist wichtig, ein Gleichgewicht zwischen Effizienz und verfügbaren Kapazitäten zu finden, um auf unerwartete Herausforderungen reagieren zu können.

---

7 Unter dem Begriff »organizational slack« versteht man die Verfügbarkeit nicht fest eingeplanter Ressourcen in einer Organisation (vgl. Stähle, 1991, S. 313 ff.).

Der Gleichgültige, der doch noch zum Zug kommt

Gleichgültige zeigen weniger Engagement als erwartet und laufen den formalen Zielen der Organisation entgegen. Obwohl sie weniger Unruhe als Störenfriede verursachen, können sie andere demotivieren und eine soziale Dynamik der Passivität erzeugen. Ihre fehlende Motivation wird oft als Herausforderung gesehen, besonders wenn die Organisation diese Passivität toleriert und sie folgenlos bleibt.

Den Gleichgültigen noch nützliche Eigenschaften abzugewinnen, ist schon recht herausfordernd. Ihr Engagement ist nicht nur geringer als erwartet, sondern auch auf andere Ziele ausgerichtet. Da sie sich in eine passive Widerstandsposition zurückgezogen haben, sind von ihnen keine Anstöße für Veränderungen zu erwarten, wie sie im Gegensatz dazu von den Störenfrieden kommen könnten. Dennoch können Gleichgültige in Zeiten großer Veränderungen in Organisationen von Vorteil sein. Während etablierte Leistungsträger:innen Veränderungen oft als Bedrohung empfinden, haben Gleichgültige in solchen Phasen wenig zu verlieren und könnten durch neue Strukturen oder Ziele motiviert werden. Dadurch könnten sie aus ihrer passiven Rolle heraustreten und zu unerwarteten Unterstützenden des Wandels werden.

Praxistipp

Für Führungskräfte: Veränderungsprozesse lassen sich gut nutzen, um Gleichgültige zu aktivieren. Ihnen sollten neue Aufgaben oder Verantwortlichkeiten angeboten werden, die besser zu ihren Interessen passen könnten.

Im Fokus der Organisation: Gleichgültige sollten auf eine Kultur treffen, in der ihre Passivität nicht einfach hingenommen wird. Die Organisation sollte immer wieder Möglichkeiten für Gleichgültige schaffen, sich aktiv einzubringen.

Bei allen vier Prototypen lässt sich schön nachvollziehen, was ihre Intention ist und wie sie ihren Nutzen maximieren. Zugleich bleibt es schwierig, vorherzusagen, ob man sie mithilfe der Praxistipps tatsächlich erreicht und in welche Richtung sich anschließend die Organisation als Ganzes entwickelt.

Fazit

Die Ausgangsfrage lautete: Wie lassen sich kollektive Phänomene auf der Makro-Ebene als Konsequenz aus individuellen Handlungen auf der Mikro-Ebene beschreiben? Und wie wirkt diese veränderte Makro-Situation wiederum auf die Individuen zurück. Im Kontext der Organisationsentwicklung lässt sich dieser Mikro-Makro-Prozess wie folgt beschreiben:

1. Individuelle Handlungen auf der Mikroebene

Jedes Mitglied einer Organisation handelt im Rahmen dessen, was organisational möglich ist (Logik der Situation) sowie auf der Grundlage persönlicher Überzeugungen, Werte, Erfahrungen und Ziele (Logik der Selektion). Diese Handlungen können bewusst oder unbewusst sein und reichen von der Art der Kommunikation über Entscheidungen bis hin zur Interaktion mit Kolleg:innen. Zum Beispiel können sich Mitarbeitende entscheiden, offen Feedback zu geben oder sich an informelle Regeln zu halten, um Konflikte zu vermeiden. In diesen Handlungen sind sie frei bzw. folgen ihrer eigenen Rationalität und agieren im Hinblick auf ihren eigenen Nutzen.

2. Interaktion und soziale Dynamik

Die Handlungen und Entscheidungen der Individuen beeinflussen sich gegenseitig und führen bei Wiederholungen zu Mustern der Interaktion. Wenn viele Mitarbeitende immer wieder ähnliche Verhaltensweisen zeigen, entstehen soziale Normen und ungeschriebene Regeln. Beispielsweise kann eine Kultur der Zusammenarbeit entstehen, wenn Mitarbeitende häufig in Teams arbeiten und sich dabei solidarisch gegenseitig unterstützen.

3. Entstehung der Makro-Ebene (Musterbildung, Routinen, Rituale)

Aus den wiederkehrenden Interaktionen und Verhaltensroutinen bilden sich Muster als kollektive Phänomene. Diese kollektiven Phänomene umfassen gemeinsame Werte, Normen, Rituale und Überzeugungen, die wiederum ihrerseits das Verhalten aller Mitglieder beeinflussen. Diese Makro-Muster können durch Symbole, Geschichten oder formelle Regeln verstärkt und institutionalisiert werden.

4. Rückwirkung auf die Mikro-Ebene

Haben sich diese Makro-Muster etabliert, wirken sie wiederum auf die Individuen zurück. Wenn die Mitarbeitenden diese Normen befolgen bzw. die Verhaltensweisen als wünschenswert oder alternativlos akzeptieren, werden sie im Fortgang dadurch beeinflusst.

Hat es sich beispielsweise eingespielt, dass innovative Vorschläge der Mitarbeitenden offen diskutiert und häufig angenommen werden, kann eine Kultur entstehen, die Innovation fördert und Mitarbeitende ermutigt, weitere Ideen einzubringen. Wenn sich demgegenüber eine hierarchische Kultur etabliert hat, wird sie eher konformes und gehorsames Verhalten begünstigen.

5. Dynamik und Veränderung

All diese Muster sind nicht zementiert und kein statisches Gebilde, sondern entwickeln sich ständig weiter: Neue Mitarbeitende, Führungswechsel oder externe Einflüsse können sie verändern. Wenn beispielsweise eine Führungskraft bewusst eine Kultur der Eigenverantwortung fördert, kann dies langfristig die Handlungen der Mitarbeitenden und damit die gesamte Kultur beeinflussen – oder eben auch nicht …

Zusammengefasst schärft das Denken in Mikro- und Makro-Ebene verbunden mit den jeweiligen Dynamiken das Verständnis für die Wechselwirkung zwischen individuellen Handlungen und der damit verbundenen Verantwortung sowie den kollektiven Mustern auf der Makro-Ebene: Makro-Situationen wurden durch soziale

Interaktionen geprägt und institutionalisiert. Sind sie einmal entstanden, stellen sie kollektive und überindividuelle Gegebenheiten dar, die wiederum gleichzeitig das Verhalten der Individuen innerhalb der Organisation steuern. Dieser Prozess ist dynamisch und er kann durch bewusste Interventionen bis zu einem gewissen Grad gestaltet werden.

2.3 Praktische Konsequenzen aus dem Modell

Die folgenden fünf Punkte können eine Grundlage für eine bewusste und erfolgreiche Gestaltung der Organisationskultur bilden. Sie ermöglichen es Führungskräften, sowohl auf individueller Mikro-Ebene das Verhalten der Mitarbeitenden im Hinblick auf die Zielsetzung der Organisation zu motivieren als auch auf kollektiver Makro-Ebene positive Veränderungen zu bewirken.

1. *Vorbildfunktion wahrnehmen:* Führungskräfte, als institutionelle Vertretende der Organisation, müssen die gewünschten Werte und Verhaltensweisen aktiv vorleben, nur so können ihre Handlungen einen starken Einfluss auf die Mitarbeitenden und infolgedessen auf die Organisationskultur haben. Authentizität und Konsistenz sind hierbei entscheidend.
2. *Kommunikation und Transparenz fördern:* Klare und offene Kommunikation ist essenziell, um gemeinsame Werte, Ziele und Erwartungen zu vermitteln. Führungskräfte sollten regelmäßig mit ihren Teams live und vor Ort interagieren und dabei sowohl Erfolge als auch Kritik transparent ansprechen. Dadurch wird es möglich, die Ausgangslage für die individuellen Entscheidungen – die Logik der Situation – für alle Beteiligten nachvollziehbarer zu machen.
3. *Interaktionen und Zusammenarbeit fördern:* Es reicht nicht aus, das »Hohelied der Kooperation« zu singen. Erst durch die Schaffung von Möglichkeiten für echte Teamarbeit und den aktiven Austausch zwischen Mitarbeitenden können Führungskräfte positive soziale Dynamiken fördern. Dies stärkt das Gemeinschaftsgefühl und unterstützt eine kooperative Kultur.

4. *Feedback und Anerkennung geben:* Regelmäßiges, ehrliches Feedback und die wohlwollende Anerkennung von Leistungen motivieren Mitarbeitende und verstärken gewünschte Verhaltensweisen. Führungskräfte können damit die Ergebnisse auf der Makro-Ebene sichtbar machen, sie können Erfolge wertschätzend kommunizieren, aber auch heiße Eisen anfassen.
5. *Langfristige Perspektive einnehmen:* Die Gestaltung einer Organisationskultur – als fortwährende Aggregation von individuellen Entscheidungen – ist ein kontinuierlicher Prozess, der Geduld und Konsequenz erfordert. Führungskräfte sollten langfristig denken und die Kultur regelmäßig reflektieren und anpassen, um nachhaltige Veränderungen zu erreichen.

Kapitelrückblick

In Kapitel 2.1 »Logik der Situation« wird erläutert, dass die Welt keine Tabula rasa ist. Wir sind immer konfrontiert mit äußeren Rahmenbedingungen und Umständen – wie soziale Normen, organisatorische Regeln und kulturelle Erwartungen –, die unser Verhalten prägen. Die Logik der Situation beschreibt, dass Menschen ihre Umgebung vorab recht genau analysieren, um Möglichkeiten und Einschränkungen zu erkennen, bevor sie handeln oder Entscheidungen treffen.

Das Kapitel 2.2 »Logik der Selektion« beschäftigt sich mit den individuellen Entscheidungsprozessen. Es wird dargestellt, wie Menschen auf Basis ihrer persönlichen Ziele, Präferenzen und rationalen Überlegungen zwischen verschiedenen Handlungsoptionen wählen. Die Logik der Selektion betont, dass Entscheidungen immer absichtsvoll und oft strategisch getroffen werden, um den größtmöglichen Nutzen für sich selbst zu erzielen.

In Kapitel 2.3 »Logik der Aggregation« wird beschrieben, wie individuelle Entscheidungen und Handlungen zu kollektiven Phänomenen führen. Die Logik der Aggregation untersucht, wie sich das Verhalten vieler Einzelner zu systemischen Mustern summiert. Dabei wird deutlich, dass kollektives Verhalten nicht einfach nur die Summe individueller Handlungen ist, sondern durch komplexe soziale Prozesse und Wechselwirkungen entsteht, die schwer vorhersehbar sind.

3 Die Initiierung selbstorganisierter Teams

»Wenn alle Personen in einem Raum gleich sind, gibt es weniger Argumente und eine Menge schlechter Antworten.« *Ivan Seidenberg*[8]

Nehmen wir einmal an, innerhalb eines Unternehmens würde ein Hochleistungsteam existieren. Vermutlich würde man es wie folgt beschreiben:

Das Hochleistungsteam

- In einem Hochleistungsteam entfalten die Mitglieder ihre individuellen Kräfte und Stärken und fügen sich zugleich zu einem harmonischen Ganzen zusammen.
- Jedes Mitglied ist in seiner Einzigartigkeit individuell sichtbar und zugleich folgt das Team einer gemeinsamen, sinnstiftenden Vision, die vom Team selbst sowie aus der Kundenperspektive formuliert ist.
- Die Einzelnen sind in ihren Rollen flexibel und anpassungsbereit. Zugleich bieten sie gegenseitig eine hohe Erwartungssicherheit.
- Alle Teammitglieder vertrauen sich und fühlen sich einander verpflichtet. Zugleich sind sie maximal zielorientiert.
- Sie agieren voller intrinsischer Motivation und stellen die eigenen Interessen im Sinne des Ganzen sowie der Kundeninteressen zurück.

Solche Beschreibungen von Hochleistungsteams klingen sehr positiv – und tatsächlich gibt es solche Teams, die für ein Unternehmen

8 Nicht belegbares Zitat; es wird oft als eine Interpretation oder ein geflügeltes Sprichwort verwendet, um die Bedeutung von Diversität für Innovation und Problemlösung hervorzuheben.

einen großen Vorteil bringen. Wenn man aber genauer hinschaut, merkt man, dass sich in diesen Beschreibungen auch viele Widersprüche verstecken.

Zum Beispiel: Einerseits soll jeder Einzelne mit seinen Fähigkeiten im Mittelpunkt stehen. Andererseits soll das Team aber auch als Einheit zusammenarbeiten und eine gemeinsame Vision verfolgen. Das bedeutet, dass die reine Fokussierung auf das Individuum irgendwann zurückgenommen werden muss, damit das Team als Ganzes funktioniert.

Oder: Es wird verlangt, dass die Teammitglieder flexibel in ihren Rollen sind, aber gleichzeitig soll es Verlässlichkeit und klare Erwartungen geben. Für psychologische Sicherheit im Team braucht es Beständigkeit und Verlässlichkeit. Wenn aber nur auf ständigen Wechsel und Flexibilität gesetzt wird, kann das Gefühl der Verlässlichkeit darunter leiden.

Auch beim Thema Vertrauen gibt es einen Widerspruch: Vertrauen ist etwas, das auf Gegenseitigkeit und moralischer Verpflichtung beruht. Es kann nicht einfach jedem Ziel – z. B. den Wünschen eines Kunden – untergeordnet werden.

Trotz dieser scheinbaren Gegensätze schaffen es viele Teams, sehr gut zusammenzuarbeiten. Sie tun das, indem sie diese Widersprüche nicht ausblenden, sondern ausbalancieren und einen Ausgleich finden.

Ein arbeitsfähiges Team …

- … ist der real organisierte Widerspruch zwischen der Forderung nach individueller Autonomie und dem Anspruch der Gruppe auf kollektive Selbstorganisation.
- … beinhaltet den Wunsch nach individueller Sichtbarkeit und Wirksamkeit sowie die Aufforderung, die eigenen Ansprüche im Sinne eines kollektiven Ganzen zurückzustellen.

All die Widersprüche, die es in Teams gibt – z. B. zwischen dem Wunsch nach individueller Freiheit und der Absicht, ein gemeinsames Ziel zu erreichen –, sind »normal« und sogar notwendig. Beide Seiten sind wichtig und gehören zusammen wie zwei Seiten einer Medaille. Sie stellen das »unauflösbare Spannungsfeld der Gruppendynamik« (Geramanis, 2025, S. 21) dar. Deshalb wäre es falsch, zu versuchen, diese Gegensätze auflösen oder beseitigen zu wollen. Im Gegenteil: Gerade diese Spannungen sorgen dafür, dass ein Team lebendig bleibt und überhaupt zu einem echten Hochleistungsteam werden kann.

Für die Zusammenarbeit im Team bedeutet das: Es reicht nicht aus, wenn nur die einzelnen Mitglieder motiviert und fähig sind (Mikro-Ebene). Entscheidend ist auch, wie die Gruppe als Ganzes zusammenarbeitet und über welche Kultur sie verfügt, mit diesen Spannungen umzugehen (Makro-Ebene).

Zwei Beispiele für das unauflösbare Spannungsfeld der Gruppendynamik

In einem Projektteam möchte eine Person besonders kreativ arbeiten und neue Ideen ausprobieren, während eine andere Person lieber nach festen Regeln vorgeht. Wenn das Team es schafft, beide Ansätze zu nutzen – also sowohl Kreativität als auch Struktur zuzulassen –, kann daraus eine besonders gute Lösung entstehen.

In einem Vertriebsteam will ein Mitglied möglichst viele eigene Abschlüsse machen, während ein anderes mehr Wert auf die Unterstützung der Kolleg:innen legt. Wenn das Team einen Weg findet, beides zu verbinden, profitieren am Ende alle: Die Einzelnen können erfolgreich sein, und das Team erreicht gemeinsam seine Ziele.

3.1 Organisation und Entscheidung

> »Denn in einer vollentwickelten Bürokratie
> gibt es, wenn man Verantwortung verlangt,
> oder auch Reformen, nur den Niemand.
> Und mit dem Niemand kann man nicht rechnen,
> ihn kann man nicht beeinflussen oder überzeugen,
> auf ihn keinen Druck der Macht ausüben.
> Bürokratie ist diejenige Staatsform, in welcher es
> niemanden mehr gibt, der Macht ausübt;
> und wo alle gleichermaßen ohnmächtig sind,
> haben wir eine Tyrannis ohne Tyrannen.«
> *Hannah Arendt (1990, S. 80)*

Das klassische Bürokratiemodell von Arbeit

Wie in Kapitel 1.1 (Die klassische Ordnung der Organisation) bereits dargestellt, beschreibt das sogenannte Bürokratie- oder auch Rationalmodell von Arbeit, wie Organisationen ihre Abläufe möglichst rational und effizient gestalten können. Dabei werden Arbeitsprozesse mit wissenschaftlichen Methoden genau untersucht und durchgeplant. Ziel ist es, die Arbeit durch klare Regeln, feste Abläufe und eine genaue Aufteilung der Aufgaben zu verbessern. In solchen Organisationen gibt es eine klare Hierarchie: Es wird festgelegt, wer was zu tun hat und wie die Aufgaben erledigt werden sollen.

Unter diesen Bedingungen operieren klassische Organisationen nach dem Prinzip der Fremdbestimmung: Es wird vorab festgelegt, auf welcher Position was zu tun und was zu unterlassen ist. Dies geschieht oft durch Wenn-dann-Regeln oder Programmierung. Die meisten Entscheidungen werden von oben getroffen. Die Führungsebene plant und entscheidet, während die Mitarbeitenden die Anweisungen umsetzen. Das sorgt für Sicherheit und Verlässlichkeit, weil alle wissen, was von ihnen erwartet wird und wie sie sich verhalten sollen.

Man kann sich dieses Koordinationssystem wie das Betriebssystem eines Computers vorstellen: Um ein koordiniertes Handeln zu ermöglichen, vermittelt es zwischen der »Hardware« (den unterschiedlichen Menschen) und der »Software« (der individuellen Kommunikation, den organisationalen Handlungsanweisungen und Aufgaben). Es sorgt dafür, dass alle Teile reibungslos zusammenarbeiten, so wie in klassisch bürokratischen Organisationen alle Aufgaben genau beschrieben und aufeinander abgestimmt sind. Die Hauptaufgabe der Mitarbeitenden besteht darin, die vorgegebenen Erwartungen zu erfüllen, womit der Spielraum für eigene Ideen oder gar Kreativität verschwindend gering ist.

Wer in eine solche Organisation kommt, sollte schnell herausfinden, was von ihm:ihr verlangt wird. Wer dann die Erwartungen erfüllt, bekommt Anerkennung und kann mit einer sicheren Karriere rechnen. Wer das nicht tut, sollte sich besser anpassen oder die Organisation verlassen.

Programmierung ganzer Teams

- Auf diese bürokratische Art und Weise lassen sich auch Teams programmieren und fremdsteuern, und unter dieser Steuerungsform können sie sehr effizient sein: durch detaillierte Stellenbeschreibungen, klare Zielsetzungen und Vorgehensweisen.
- Ändern sich allerdings die Aufgaben, so muss das Team komplett neu »programmiert« werden – durch Austausch von Personal, Weiterbildung oder komplette Neuformatierung.

Mit Blick auf das Mikro-Makro-Modell wird der funktionale Sinn bürokratischer Organisationen deutlich: Das »Persönliche«, das »Individuelle«, das »Un-Entschiedene« soll so weit wie möglich außen vor gehalten werden. Alles, was geschieht, wird auf der Makro-Ebene vorgeplant und soll nun lediglich »exekutiert« werden. Individuell-freie Entscheidungen sind keine Kategorien. Stattdessen sind regelkonformes Verhalten und Funktionieren angesagt und müssen notfalls restriktiv durchgesetzt werden.

Organisationen sind »entschiedene Entscheidungen«

Klassische Organisationen sind darauf ausgelegt, Komplexität zu reduzieren, indem sie klare Strukturen und Regeln schaffen, mithilfe derer Entscheidungen getroffen werden, die langfristig gelten. Sie basieren auf rationaler und bürokratischer Herrschaft, bei der Entscheidungen hierarchisch getroffen und durch Gehorsam umgesetzt werden.

Diese Struktur sorgt für Handlungssicherheit und Stabilität, da Unsicherheiten und individuelle Fehlbarkeit durch feste Stellenbeschreibungen und allgemeine Regeln minimiert werden. Entscheidungen sind hier »vor-entschieden« – sie werden einmal getroffen und dann exekutiert. In diesem Sinne lautet die kürzeste Definition von Organisation: Organisationen sind entschiedene Entscheidungen.

Praxistipp für klassische Organisationen

Klassische Organisationen können von den Vorteilen klarer Entscheidungen und stabiler Strukturen profitieren, um Effizienz und Handlungssicherheit zu gewährleisten.

Es gilt jedoch, darauf zu achten, dass diese Strukturen nicht zu starr werden, damit trotz allem Raum für Anpassungen bleibt.

Die Grenzen der Bürokratie und die Alternativen

Die Kritikpunkte am bürokratischen Vorgehen wurden bereits benannt: mangelnde Flexibilität, übermäßige Formalität, Entfremdung der Mitarbeitenden, Kommunikationsprobleme aufgrund steiler vertikaler Strukturen, Risikovermeidung aufgrund konservativer Herangehensweisen.

Die bürokratische Arbeitsform verliert zunehmend an Relevanz, da viele Aufgaben heute automatisiert oder von Computern und KI übernommen werden können. Insbesondere im Dienstleistungs-, Wissens- und Innovationsbereich ist eine detaillierte Vorabplanung oft nicht mehr möglich, da die Aufgaben erst im Prozess der gemeinsamen Kooperation definiert werden können. Statt auf starre Programmierung setzt man auf flexible, prozessorientierte Strukturen.

Wenn die Mikro-Ebene berücksichtigt werden muss

Im Sinne des Mikro-Makro-Modells könnte man sagen, dass es zu einer »zwangsweisen« Berücksichtigung der Mikro-Ebene kommt. Haben Organisationsmodelle über lange Zeit die Individuen nur als »zu kontrollierende Konstanten« angesehen, finden diese nun explizit Berücksichtigung. Der Grund liegt darin, dass nur so die individuellen Ressourcen wie Entscheidungsfähigkeit, Kreativität, Innnovation und Engagement zu wichtigen Kategorien werden können.

Durch die Delegation von Entscheidungskompetenz und Verantwortung auf die individuelle Ebene sollen komplexe Aufgaben schneller und effizienter bearbeitet werden. All das erfordert das Engagement und die Motivation der Mitarbeitenden, damit sie sich im Sinne der Organisation engagieren und entscheiden.

Diese Vorgehensweise ist nicht neu. Bereits seit den 1980er-Jahren gibt es Ansätze, die auf mehr Selbstorganisation setzen, wie teilautonome Arbeitsgruppen, Projektteams oder Center-Konzepte. Mithilfe dieser Modelle sollen reine Koordination und Programmierung durch Kooperation in arbeitsfähigen Teams ersetzt werden.

Kooperation in Form von selbstorganisierten Teams bietet sich an, wenn:

- fachübergreifende Zusammenarbeit von Spezialist:innen Vorteile verspricht,
- sich mehrere Personen in ein neues Thema einarbeiten sollen und
- Ideen neu entstehen, ausgetauscht oder gesammelt werden sollen.

3.1.1 Entscheidung, Verantwortung, Risiko

»Nur *die* Fragen, die im Prinzip unentscheidbar sind, können *wir* entscheiden.« *Heinz von Foerster (1993, S. 73)*

Eine kurze Übung: Ich und meine Entscheidung

Um die nachfolgenden Überlegungen greifbar zu machen, lohnt es sich, einen eigenen Entscheidungsprozess zu reflektieren. So wird deutlich, wie individuelle Verantwortung und Entscheidungsfreiheit im Alltag konkret erlebt werden.

- Beschreiben Sie den Verlauf eines Entscheidungsprozesses, an dem Sie selbst beteiligt waren (allein oder in einer Gruppe/dienstlich oder privat/bspw. den Entscheidungsprozess, der Ihrer letzten Urlaubsreise voranging).
- Wie kam es dazu, dass Sie sich (oder andere) durchgesetzt haben? Wie sahen die Alternativen aus? Welchen Risiken standen Sie gegenüber?
- Reflektieren Sie den Prozess der Entscheidungsfindung. Was war ausschlaggebend?

War die klassische Organisation damit beschäftigt, das Individuelle, das Unvorhersehbare, die persönlichen Befindlichkeiten und Launen außen vor zu halten, so stellt der Umstand, dass das Individuum sich selbst organisieren soll, eine grundlegende Wende dar. Wie kategorisch der Unterschied zwischen Fremdorganisation und Selbstorganisation ist und welche Konsequenzen daraus erwachsen, lässt sich gut an dem bekannten Bonmot von Heinz von Foerster rekonstruieren, das diesem Kapitel als Eingangszitat voransteht. Von Foerster sagt: »Nur *die* Fragen, die im Prinzip unentscheidbar sind, können *wir* entscheiden« (von Foerster, 1993, S. 73, kursiv im Orig.). Die folgende längere Passage macht deutlich, was er damit ausdrücken will:

> »Warum? Einfach weil die entscheidenden Fragen schon entschieden werden durch die Wahl des Rahmens, in dem sie gestellt werden, und durch die Wahl von Regeln, wie das, was wir ›die Frage‹ nennen, mit dem, was wir als ›Antwort‹ zulassen, verbunden wird. In einigen Fällen geschieht dies schnell, in anderen mag das eine

> lange, lange Zeit beanspruchen. Aber letztendlich erzielen wir nach einer Serie zwingender logischer Schritte unwiderlegbare Antworten: ein definitives Ja oder ein definitives Nein.
> Aber wir stehen nicht unter Zwang, nicht einmal dem der Logik, wenn wir über prinzipiell unentscheidbare Fragen entscheiden. Es besteht keine äußere Notwendigkeit, die uns zwingt, derartige Fragen irgendwie zu beantworten. Wir sind frei! Der Gegensatz zur Notwendigkeit ist nicht Zufall, sondern Freiheit. Wir haben die Wahl, wer wir werden möchten, wenn wir über prinzipiell unentscheidbare Fragen entschieden haben« (von Foerster, 1993, S. 73).

Wenn Ihnen als Leser:in die »unentscheidbaren Fragen« noch immer unverständlich bis widersprüchlich vorkommen, ist das vom Autor so gewollt. Heinz von Foerster verbindet Entscheidung und Unentscheidbarkeit miteinander, um deutlich zu machen, wo die Übernahme von persönlicher Verantwortung beginnt (siehe auch das Zitat von Hannah Arendt unter 3.1): Wenn eine Frage *eindeutig* entscheidbar ist, dann hängt es von der Logik und den Regeln ab, *wie* sie zu entscheiden ist. Ich, als Person, exekutiere dann lediglich die Regeln – bzw. sollte ich die Regel falsch befolgen, ist auch die »Entscheidung« falsch.

Beispiele für »entscheidbare« Fragen

- Ist eine Zahl durch zwei teilbar?
- Muss ein exakter Grenzwert bei einem Herstellungsprozess eingehalten werden?
- Ist ein bestimmter Satz formell korrekt?

Alle drei Fragen sind eindeutig beantwortbar, weil die Spielregeln klar sind: Mathematik, formelle Vorschriften sowie die Grammatik liefern einen festen Rahmen zur Beantwortung. Wenn Sie sich dafür »entscheiden«, gehen Sie keinerlei Risiko ein, da alle anderen es ebenso tun würden.

Niklas Luhmann spricht in »Organisation und Entscheidung« (2000, Kap. 7) von »entschiedenen Entscheidungsprämissen«. Er meint damit etwas Ähnliches, nämlich dass die Grundlagen und Voraussetzungen für Entscheidungen in Organisationen explizit festgelegt und verbindlich sind. Sie sind das Ergebnis früherer Entscheidungen und bilden den Rahmen für zukünftige Entscheidungen. Beispiele hierfür sind:

- Organisationsstrukturen als festgelegte Hierarchien oder Abteilungen;
- Richtlinien und Verfahren, die vorgeben, wie bestimmte Aufgaben zu erledigen sind;
- Rollen und Zuständigkeiten, worüber klar definiert ist, wer für welche Entscheidungen verantwortlich ist.

Demgegenüber beginnt unsere individuelle Freiheit dort, wo wir selbst entscheiden müssen, weil es keine festen Regeln gibt, die uns die Entscheidung abnehmen. Die Kriterien, nach denen wir nun entscheiden, sind nicht per se »rational«, sondern entstehen mitunter erst im Moment der Entscheidung – sie sind ein Ausdruck unserer Freiheit und bedeuten, dass wir einem Risko gegenüberstehen. Bei klar entscheidbaren Fragen gibt es diese Kriterien schon vorher, und auch die Verantwortung ist meist schon verteilt. Wenn wir aber nicht vorab wissen, was richtig oder falsch ist, wenn wir dieses Korsett verlassen, dann müssen wir selbst Verantwortung übernehmen – und zwar für die sozialen Folgen unserer Entscheidung. Die Kategorien »richtig« oder »falsch« erübrigen sich damit. Was dann die Folge ist, beschreibt nochmals Heinz von Foerster wie folgt:

> »Und genau hier beginnt der erste Schritt zur Entdeckung des Neuen: beim Gedankenexperiment. Dieses kann nur von Menschen hervorgebracht und nie von Organisationen gewagt oder durch Prozesse gemanagt werden. Es geht um bislang unbeantwortete, ja sogar um prinzipiell unbeantwortbare Fragen« (von Foerster 1993, S. 69 f.).

Beispiele für »unentscheidbare Fragen« aus der Arbeitswelt

Wen soll ich für eine Beförderung auswählen? Es gibt oft keine eindeutigen Regeln oder objektiven Kriterien, nach denen man entscheiden kann, wer die

Beförderung am meisten verdient. Die Entscheidung hängt von persönlichen Einschätzungen, Werten und Erwartungen ab.

Welche Unternehmenskultur ist die »beste«? Ob eine offene, kreative oder eine strukturierte, regelbasierte Unternehmenskultur besser ist, kann nicht objektiv entschieden werden. Es hängt von vielen Faktoren und subjektiven Einschätzungen ab.

Soll das Unternehmen ein riskantes, innovatives Projekt starten? Ob ein neues Projekt erfolgreich sein wird, lässt sich im Vorfeld nicht sicher wissen. Die Entscheidung für oder gegen das Projekt ist daher immer mit Unsicherheit verbunden.

Diese Fragen sind »unentscheidbar«, weil es keine klaren, objektiven Regeln gibt, die eine eindeutige Antwort liefern. Die Entscheidung muss immer von den beteiligten Menschen selbst getroffen werden – und sie tragen auch die Verantwortung für die Folgen und für das Risiko, die ebenso mögliche Alternative ausgeschlossen und nicht genutzt zu haben.

Wenn es um »echte Innovation« geht oder darum, etwas »wirklich anders als zuvor« zu machen, dann geht es um Fragen, für die noch kein Bezugssystem existiert, innerhalb dessen sie eindeutig zu beantworten wären. Genau diese Fragen sind es aber, die uns auf die höchste Stufe der Unsicherheit und des Risikos führen. Wer auf etwas Unbeantwortbares antwortet, exponiert sich. Diese Person kann auf keine Fakten aus der Vergangenheit verweisen, die möglicherweise Sicherheit bieten. Aber erst daraus entsteht die wahre Entscheidungsfreiheit. Aus dieser Perspektive heraus können wir nahezu beliebig antworten, sofern wir den Preis der Verantwortung zu zahlen bereit sind und das Risiko nicht scheuen.

Warum ist das wichtig? Dort, wo es noch keine Routinen oder Antworten gibt, kann Neues entstehen. Aber auch dort, wo es gilt, bestehende Normen beizubehalten, können bewusste Fragen gestellt werden: »Wollen wir es so, wie es ist – oder anders?«

Selbstorganisation bedeutet, sich dieser Freiheit bewusst zu werden und sie zu nutzen und infolgedessen auch die Verantwortung für die eigenen Entscheidungen zu übernehmen. Die zentrale Herausforderung besteht darin, dass mit dieser Freiheit auch die Verantwortung einhergeht. Wer über unentscheidbare Fragen entscheidet, kann sich nicht auf vorgegebene Regeln oder Hierarchien berufen, sondern muss die Entscheidung selbst begründen und vertreten. Das erfordert Mut zum Risiko, Reflexion und die Bereitschaft, sich zu exponieren.

Vor der Folie des Mikro-Makro-Modells bedeutet dies, dass geprüft wird, ob einer Person bewusst war, dass sie eine Alternative hatte, d. h., dass sie in der betreffenden Situation auch »anders« hätte handeln können. Dieser Punkt entspricht der Logik der Selektion freier Entscheidungen. Selbstorganisation erfordert fortwährende Anpassung an sich verändernde Bedingungen in Form von kollektiver Entscheidungsfindung.

Die klassische Konzeption einer Entscheidung beinhaltet:

- eine Handlung
- eine Mehrheit von Möglichkeiten (mindestens eine Alternative)
- eine bewusste Auswahl aus diesen Möglichkeiten
- die Zurechenbarkeit auf einen Akteur (Person oder Organisation)
- Präferenzen, d. h. Vorzugskriterien, nach denen eine Wahl getroffen werden kann

Diese Punkte sind eine Entsprechung der handlungstheoretischen Ausgangslage zur Logik der Selektion im Sinne einer »freien Entscheidung«. Erst die (echte) Alternative macht eine Entscheidung zu einer Entscheidung, denn solange es keine Alternative gibt, gibt es auch nichts zu entscheiden. Die bewusste Auswahl zahlt auf die »Rationalität« der Handlung ein, die ein Bewusstsein voraussetzt. Die Präferenzen entsprechen der Idee der »Nutzenmaximierung«, die hier als »Vorzugskriterien« bezeichnet werden.

Fazit

Während klassische Organisationen durch »entschiedene« Entscheidungen Stabilität schaffen, leben selbstorganisierte Teams davon, Entscheidungen immer wieder neu in die Ungewissheit hinein zu treffen. Beide Ansätze haben ihre Berechtigung – die Kunst liegt darin, das richtige Maß an Struktur und Flexibilität zu finden.

Für selbstorganisierte Organisationen gilt:
Es müssen Prozesse und Spielräume geschaffen werden, die es ermöglichen, Entscheidungen kontinuierlich zu überprüfen und anzupassen. Es gilt, eine Kultur der kollektiven Verantwortung und Flexibilität zu fördern, um auf Veränderungen schnell reagieren zu können.

3.1.2 Wie entscheiden selbstorganisierte Teams?

Dass Organisationen keine Entscheidungen treffen, dürfte inzwischen klar geworden sein. Demgegenüber steht die Tatsache, dass selbstorganisierte Teams sehr wohl Entscheidungen treffen, die dem Anspruch der Entscheidungsfreiheit und Verantwortungsübernahme gerecht werden. Aber wie genau treffen selbstorganisierte Teams diese Entscheidungen? Um die Antwort vorwegzunehmen: *Wir wissen es nicht!*

Entscheidungsverfahren in Teams

Natürlich können sich selbstorganisierte Teams »organisieren«, d. h., sie installieren je nach Kontext und Zielsetzung bestimmte *Entscheidungsverfahren.* Diese beziehen sich auf den gesamten Prozess, durch den eine Entscheidung getroffen wird. Dieser Prozess umfasst alle Schritte von der Problemidentifikation über die Analyse und Bewertung von Alternativen bis hin zur endgültigen Entscheidung. Derartige Entscheidungsverfahren sind Techniken, die dabei helfen können, bestimmte Entscheidungsmöglichkeiten zu fundieren.

Beispiele für Entscheidungsverfahren

- *Pro-Kontra-Liste:* eine einfache Methode, bei der die Vor- und Nachteile einer Entscheidung aufgelistet werden.
- *Kosten-Nutzen-Analyse:* Diese Methode bewertet die finanziellen Kosten und den Nutzen einer Entscheidung.
- *Entscheidungsbaum:* ein grafisches Werkzeug, das verschiedene Entscheidungswege und deren mögliche Ergebnisse darstellt.

- *SWOT-Analyse:* Diese Methode analysiert die Stärken, Schwächen, Chancen und Risiken einer Entscheidung.
- *Nutzwertanalyse:* eine Methode, bei der verschiedene Alternativen anhand von gewichteten Kriterien bewertet werden.

Allerdings entscheidet sich dadurch die Entscheidung nicht von allein. Selbst wenn es bei einer Pro-Kontra-Liste, ob man eine Innovation verfolgen soll oder nicht, zehn zu sieben steht, heißt dies nicht automatisch, dass die Zehn-Variante auch verfolgt werden muss. Man kann sich trotz allem für die Sieben-Variante entscheiden.

Abstimmungsverfahren in Teams

Damit bleibt die Frage nach wie vor bestehen, was *letztlich* den Ausschlag gibt, dass das Team die eine Alternative der anderen vorzieht. Die Verfahren, die vorgeben, dieses Problem zu lösen, lauten *Abstimmungsverfahren.* Dies ist ein spezifischer Teil des Entscheidungsverfahrens, bei dem mithilfe bestimmter Methoden eine formelle Abstimmung durchgeführt wird, um eine endgültige Entscheidung zu treffen.

Beispiele für Abstimmungsverfahren

- Einfache Mehrheit: Die Mehrheit der abgegebenen Stimmen entscheidet.
- Absolute Mehrheit: Mehr als die Hälfte aller möglichen Stimmen ist erforderlich.
- Qualifizierte Mehrheit: Eine festgelegte höhere Anzahl von Stimmen ist notwendig, oft in Prozenten ausgedrückt.
- Konsensverfahren: Alle Mitglieder müssen zustimmen, um eine Entscheidung zu treffen.
- Konsentverfahren: Ein Vorschlag wird angenommen, wenn keine schwerwiegenden und begründeten Einwände dagegen bestehen.

Diese Verfahren regeln, wie Stimmen gezählt werden und wie das Ergebnis bestimmt wird. Sie sind wichtig, um unter der Maßgabe demokratischer Prozesse faire und transparente Wahlen zu gewährleisten, aber sie lösen dennoch nicht das Grunddilemma, dass sich die Entscheidung nicht von selbst entscheidet. Wenn neun Pro-Stimmen drei Kontra-Stimmen gegenüberstehen, wird keine Aussage darüber getroffen, welche Alternative besser oder schlechter ist, sondern lediglich darüber, welche Entscheidung unter der Maßgabe des Abstimmungsverfahrens opportuner ist und wie sich die Verantwortung beim Scheitern verteilt.

Solange die Entscheidung in aller Offenheit und Ungewissheit ent-schieden werden muss, gibt es keine »rationale Legitimität«, auf die man sich berufen kann, sondern nur die Übernahme von Verantwortung – individuell oder als Team.

Die Komplexität interdisziplinärer Teams

Stellen wir uns nun ein Team vor, in dem eine Lehrperson, ein Schulsozialarbeiter und eine Schulpsychologin zusammenarbeiten. Alle bringen anderes Wissen, unterschiedliche Erfahrungen, Werte und Sichtweisen mit. Sie wollen zwar gemeinsam ein Ziel erreichen, aber sie sind einfach sehr verschieden, etwa bezüglich Geschlecht, Alter und Herkunft. Selbst wenn wir diese persönlichen Kriterien beiseitelassen, verbleibt eine wichtige Frage: Aus welcher Rolle heraus argumentieren die Teammitglieder?

Gemäß dem »Drei-Welten-Modell« von Bernd Schmid (2019, S. 18 f.) lassen sich drei Rollen unterscheiden, die eine Person im Rahmen eines solchen Aushandlungsprozesses gleichzeitig haben kann.

Drei Rollen aus drei Welten:

- *die Organisations-Rolle:* z. B. Klassenlehrerin, stellvertretender Schulleiter oder Gleichstellungsbeauftragte
- *die Professions-Rolle:* z. B. Sozialarbeiter, Pädagogin oder Therapeutin
- *die Privat-Rolle:* z. B. Mutter, Tennisspieler oder Fan des Mittelalters

Nehmen wir an, unser interdisziplinäres Team soll einen Förderplan erstellen, der auf die Stärken und Schwierigkeiten eines Kindes eingeht. Oder das Team soll helfen, weil ein Schüler immer wieder aggressiv ist. In beiden Fällen entscheiden sich die Entscheidungen nicht von selbst. Stattdessen steht das Team vor folgenden Herausforderungen:

1. *Unterschiedliche Fachsprachen und Kommunikationsstile:*
   Alle Beteiligten sprechen in ihrem eigenen Sprachstil und drücken sich unterschiedlich aus. Je weniger man sich kennt, desto eher kann das zu Missverständnissen führen.
2. *Unklare organisationale Rollenverteilung:*
   Es ist nicht immer klar, wer für was zuständig ist, wer im jeweiligen Prozess die Hauptverantwortung trägt und wer sich durchsetzen wird. Das kann zu Streit führen.
3. *Verschiedene professionelle Arbeitsweisen:*
   Jede Fachrichtung hat eigene Haltungen, Methoden und Sichtweisen. Das kann zu grundlegend unterschiedlichen Meinungen über die beste Lösung führen.

Weitere praktische Beispiele interdisziplinärer Komplexität

1. *In einem Krankenhausteam* arbeiten Ärztinnen, Pflegekräfte und Physiotherapeuten zusammen. Sie müssen gemeinsam entscheiden, wie ein Patient am besten behandelt wird, aber alle haben eine andere Sicht auf die Behandlung.
2. *In einem Projektteam* arbeiten Ingenieure, Marketingexpertinnen und IT-Fachleute zusammen. Sie müssen ein neues Produkt entwickeln. Jede Person bringt andere Ideen und Arbeitsweisen ein, was zu Diskussionen über den besten Weg führen kann.
3. *In einer Kita* arbeiten Erzieher:innen, eine Logopädin und Eltern zusammen, um ein Kind mit Sprachproblemen zu unterstützen. Auch hier gibt es verschiedene Rollen, Erwartungen und Kommunikationsstile.

Das »Betriebssystem« von Teams, die aufgabenzentriert organisiert sind, zeichnet sich dadurch aus, dass das Zusammenwirken der Teile vorab und unabhängig von den konkreten Personen geplant wird.

Letztlich könnten die Mitglieder einander auch weitgehend fremd bleiben. Sie müssen sich nicht kennengelernt oder persönlich ausdifferenziert haben, sei es, weil die Privatheit innerhalb einer Organisation keine Rolle spielt oder weil die Individuen es selbst nicht für notwendig, angebracht oder wünschenswert finden, sich »zu persönlich« einzubringen – schließlich gilt vielerorten nach wie vor in vielen Organisationen: »Dienst ist Dienst und Schnaps ist Schnaps.« Das soll nicht heißen, dass es innerhalb solcher Gruppierungen nicht auch persönlichen oder privaten Austausch gibt, aber dieser spielt für die eigentliche Koordination der Arbeit keine Rolle und ist zumeist nur punktuell und zufällig.

3.1.3 Teams: Stark im Außen – schwach nach innen

Dennoch knirscht es von Zeit zu Zeit auch in gut organisierten Teams: Selbst, wenn die Unklarheiten in der Rollenverantwortung (Funktions-Rolle) geklärt sind, kann es zu professionellen Differenzen (Professions-Rolle) kommen und dies kann zu Konflikten führen, die dann auf die persönliche Ebene durchschlagen. Und »plötzlich« werden die »sozialen Faktoren« sichtbar. So lässt sich das Persönliche doch nicht vollkommen ausklammern: Kommt es bei solch außen- bzw. fremdgesteuerten Teams zu internen Konflikten, dann liegt die Ursache selten darin, dass die Programmierung nicht stimmt, sondern darin, dass es »menschelt«. Es geht in letzter Konsequenz um Persönliches, um Befindlichkeiten oder sonstige Animositäten. Man könnte auch sagen, dass sich trotz aller klugen Planungen auf der Makro-Ebene plötzlich die Mikro-Ebene Gehör verschafft.

In klassischen Organisationen gibt es allerdings weder Kultur noch Erlaubnis, offiziell über das Persönliche zu sprechen. Dies ist der Grund, dass sich dort zumeist nur ein defensiver Umgang mit derartigen Ungereimtheiten beobachten lässt: Schweigen, Blockieren, Ausweichen, Hilflosigkeit und Angst sind die Konsequenzen. Der Grund für dieses defensive Verhalten besteht darin, dass das Team in seinem »Betriebssystem« nicht über genügend Fähigkeiten verfügt, das Bedürfnis nach Individualität und persönlicher Bezogenheit zu thematisieren, zu reflektieren oder auszubalancieren. Man könnte sagen, dass sich das Team nur wenig über sich selbst bewusst ist. In solchen Teams sind die folgenden Beobachtungen keine Seltenheit. Immer dann, wenn sich diese Phänomene zeigen, können sie als Zeichen dafür gedeutet werden, dass die Teammitglieder die *persönlichen* Beziehungen zueinander nicht geklärt haben.

Beobachtbare Verhaltensweisen in außengesteuerten Teams

- Formen von Andersartigkeit (sowohl die eigene als auch des Gegenübers) lösen eher Angst aus und werden durch das Propagieren von starken Harmonieerwartungen kontrolliert. Typische Sätze lauten:
  Wir sind doch alle gleich und sitzen im selben Boot! Wir sind eine homogene Gruppe! Wir ziehen alle am selben Strang!
- Es herrscht eine allgemeine Konfliktvermeidung vor, d.h., schwierige Themen werden kaum bis gar nicht angesprochen. Dies steht einer Sichtbarkeit von Individualität entgegen. Man will keinen eigenen Standpunkt einnehmen:
  Da halte ich mich lieber raus! Das hat schon früher nichts gebracht! Damit will ich nichts zu tun haben!
- Die Beziehungsgestaltung stagniert längerfristig, es kommt zu subtiler Diskriminierung oder zum Beziehungsabbruch, um die eigene Individualität zu retten. Man geht sich aus dem Weg, redet nur das Nötigste, ignoriert sich:
  Ich bin schließlich zum Arbeiten hier, nicht weil ich Freundschaften suche! Das muss ich mir sowieso nicht gefallen lassen!
- Es herrscht eine Neigung zur Außenfeindbildung. Nach wie vor eint der gemeinsame Feind nicht nur die Nation, sondern ebenfalls das eigene Team:
  Habt ihr gesehen, was die Nachbarabteilung schon wieder gemacht hat!? Von denen da oben ist sowieso nichts mehr zu erwarten!
- Schließlich lassen sich auch forcierte Deklarationen von individuellen Unabhängigkeitsbestrebungen unter dieser Perspektive erklären. Diese weisen weniger auf ein souveränes Selbst hin als auf Angst:
  Ich lasse mich doch nicht einsperren! Ich muss auf mich selbst achten! Ich brauche meinen Raum!

Stark aufgabenbezogene und fremdorganisierte Teams, die sich nicht bewusst darüber sind, mit welchen konkreten Personen sie es zu tun haben, können nur so lange gut zusammenarbeiten, solange das Ziel klar und die Koordination der Handlungen von außen vorgegeben ist. Aus gruppendynamischer Sicht bezeichnet man solche Gruppen als »nach innen undifferenziert« (Heintel, 2006, S. 242). Sie sind undifferenziert in dem Sinne, dass die (persönlichen) Erwartungen der Mitglieder zueinander nicht voneinander unterscheidbar sind. Sie sind weder thematisiert noch geklärt – jenseits der organisationalen Positionen und Rollen. Nach Peter Heintel (2006) herrscht in diesen Gruppen ein »diffuses Wir-Gefühl« – es kann stark nach außen machen, ist aber als »unaufgeklärtes Einigkeitsgefühl« schwach nach innen und sich selbst gegenüber »blind«.

Mit »blind« ist gemeint, dass in Hierarchien eingebettete Teams nicht auf sich selbst und ihre Gruppendynamik reflektieren, sondern tendenziell selbstreflexionsfeindlich sind. Solche Teams sind darauf angewiesen, mithilfe eines Regel- und Normenwerks Sicherheit herzustellen, und sind nur insoweit bereit, einander zu vertrauen, solange sich alle diesem Regeldiktat unterwerfen.

Beispiele für Gruppen, die »nach innen blind« sind

- *Fließbandteams in einer Fabrik:* Die Arbeitenden kennen sich oft kaum, sie machen einfach ihre Arbeit nach Plan. Wer neben einem steht, ist egal, solange alle ihre Aufgabe erfüllen.
- *Callcenter-Teams:* Die Mitarbeitenden arbeiten nach festen Vorgaben und Skripten. Persönliche Beziehungen spielen kaum eine Rolle, Hauptsache, die Anrufe werden nach Vorschrift abgearbeitet.
- *Temporäre Projektteams in großen Unternehmen:* Die Mitglieder werden für ein Projekt zusammengestellt, kennen sich nicht und arbeiten nach klaren Vorgaben. Nach dem Projekt gehen sie wieder auseinander, ohne sich kennengelernt zu haben.
- *Sicherheitsdienste bei Großveranstaltungen:* Die Einsatzkräfte folgen strengen Anweisungen und Abläufen. Wer im Team ist, ist oft zweitrangig – wichtig ist, dass alle die Regeln befolgen.

In all diesen Gruppen gibt es zwar ein »Wir-Gefühl«, aber es ist oberflächlich. Die Teammitglieder denken wenig darüber nach, wie sie als Gruppe funktionieren oder wie sie sich gegenseitig unterstützen könnten. Sie sind »blind« für das, was im Inneren der Gruppe passiert.

3.2 Die Expertise der Gruppendynamik

Selbstorganisation in Gruppen heißt nicht einfach, dass ein Team keine Unterstützung mehr bekommt und sich irgendwie selbst überlassen bleibt. Es reicht auch nicht, nur zu hoffen, dass sich das Team schon irgendwie selbst organisiert. So ein »Irgendwie« ist für Organisationen nicht sinnvoll.

Stattdessen brauchen Organisationen Teams, die über sich selbst nachdenken können und gelernt haben, wie sie gut zusammenarbeiten. Solche Teams sind wie ein eigener, unabhängiger Körper innerhalb der Organisation. Das Ziel ist, dass diese Teams ihre eigene, funktionierende Struktur entwickeln – und zwar aus den Menschen heraus, die wirklich dabei sind. Jedes Team wird dadurch einzigartig.

Die einzelnen Teammitglieder bringen ihre eigenen Fähigkeiten, Stärken, aber auch Schwächen mit. Genau daraus entsteht das neue »Betriebssystem« des Teams. Ordnung und Zusammenarbeit im Team entwickeln sich von selbst, ohne dass von außen – z. B. durch das Management oder einen festen Plan – alles vorgegeben wird.

Im Idealfall haben die Mitarbeitenden genug Entscheidungsfreiheit, Zeit und Raum. So können sie nicht nur ihre Aufgaben erledigen, sondern auch selbst bestimmen, wer welche Rolle übernimmt und wie die Arbeit aufgeteilt wird. Sie gestalten die Regeln und Abläufe im Team aktiv mit und organisieren sich dadurch selbst.

Die Organisation sollte dabei nur allgemeine Rahmenbedingungen und Methoden zur Verfügung stellen, wie Aufgaben gelöst werden können. Die konkrete Planung, Ausführung und Abstimmung der Arbeit übernehmen die Mitarbeitenden im Team selbst.

Was sollte eine Organisation bei selbstorganisierten Teams beachten?

- Organisationen haben immer einen bestimmten Zweck oder ein Ziel. Deshalb kann es keine völlige Selbstorganisation geben, bei der alles erlaubt ist. Es ist wichtig, dass die Führung klar und offen sagt, wie viel Freiheit die Teams wirklich haben und wo die Grenzen liegen.
- Die Führungskräfte müssen dafür sorgen, dass die Teams trotz der Vorgaben in der Organisation genug Freiraum bekommen, um eigenständig Entscheidungen zu treffen und sich selbst zu organisieren. Sie sollten prüfen, ob sie diesen Spielraum tatsächlich ermöglichen.
- Es ist außerdem wichtig zu klären: Sind die Mitarbeitenden fest in Teams eingeteilt? Haben sie Aufgaben, die so komplex sind, dass sie nur gemeinsam gelöst werden können? Und sind die Teammitglieder bereit und in der Lage, auch Führungsaufgaben im Team zu übernehmen?

3.2.1 Die reife, aufgeklärte, arbeitsfähige Gruppe

Die Idee der Gruppendynamik in der Teamentwicklung bedeutet, dass ein Team lernt, sich selbst besser zu verstehen. Das Team soll herausfinden, wo es gerade steht und wie es zusammenarbeitet. So entsteht eine gemeinsame Sicht auf die eigene Zusammenarbeit.

Es geht darum, dass im Team nicht einfach alles automatisch und unüberlegt abläuft. Die Teammitglieder sollen gemeinsam darüber sprechen, was zwischen ihnen passiert, wie sie miteinander umgehen und zusammenarbeiten. Sie sollen diese Dinge offen ansprechen und gemeinsam darüber nachdenken.

Das Ziel ist, dass das Team sich selbst besser kennenlernt und weiß, wie es als Gruppe funktioniert. Von außen wird dem Team nicht vorgeschrieben, wie es etwas machen soll oder wie es Entscheidungen treffen muss. Das bleibt die Aufgabe des Teams selbst. Wichtig ist, dass das Team versteht, wie es zusammenarbeitet – denn das ist die Grundlage dafür, dass es sich weiterhin selbst organisieren kann.

Damit sich die Gruppe ausdifferenziert, geht es um Folgendes:

- *Wie reden wir miteinander?* Sprechen wir offen und klar oder gibt es oft Missverständnisse? Was können wir tun, damit unsere Kommunikation besser wird und wir uns gegenseitig besser verstehen?
- *Wie gehen wir mit Konflikten um?* Merken wir frühzeitig, wenn es Probleme gibt, oder sprechen wir sie gar nicht an? Wie lösen wir Streitigkeiten im Team?
- *Wie stärken wir den Zusammenhalt?* Fühlen wir uns als Team verbunden und unterstützen wir uns gegenseitig? Oder fehlt uns manchmal das Gemeinschaftsgefühl?
- *Wie motiviert sind wir bei der Zusammenarbeit?* Haben wir das Gefühl, wirklich ein Team zu sein? Gehen wir davon aus, dass alle im Team engagiert und bereit sind, ihren Beitrag zu leisten?

3.2.2 Vier Schritte zur selbstorganisierten Gruppe

Es ist nicht selbstverständlich, dass Teams oder Arbeitsgruppen sich mit diesen Themen bewusst auseinandersetzen – weder für die einzelnen Mitglieder noch für die Organisation. In speziellen Gruppen wie Therapie-, ERFA- oder Supervisionsgruppen ist es üblich, gemeinsam zu reflektieren. Aber wie kann das in »normalen Organisationen« funktionieren? Dabei sollte man nicht unterschätzen, wie komplex das soziale Miteinander in Teams ist.

Gerade wenn Teams sich selbst organisieren, reicht es nicht, dass nur die einzelnen Mitglieder wissen, was zu tun ist. Die Gruppe muss auch als Ganzes ihre Zusammenarbeit gestalten und sollte darüber ein gemeinsames Bewusstsein entwickeln. Dafür braucht es zwei Dinge: Erstens sollten alle im Team in der Lage sein, zu beobachten, wie die Gruppe zusammenarbeitet, und dies auch ansprechen können. Zweitens muss das Team diese verschiedenen Eindrücke zusammenbringen, um ein gemeinsames Bild davon zu bekommen, wie es als Gruppe funktioniert.

Es soll also nicht so sein, dass einzelne Personen, unklare Regeln oder unausgesprochene Gewohnheiten das Team unbewusst steuern. Stattdessen soll das Team als Ganzes bewusst entscheiden, wie es zusammenarbeitet. Das Motto lautet: *»Selbstorganisation entsteht durch Selbstdiagnose.«* Das bedeutet, folgende Fragen gemeinsam zu besprechen: Wo stehen wir gerade? Was prägt uns? Was motiviert uns? Was bremst uns? Was wollen wir beibehalten und was wollen wir verändern?

Das alles ist anspruchsvoll und muss erst gelernt werden – es lässt sich nicht einfach vorschreiben oder von außen einführen. Die vier Schritte nach Peter Heintel (2006) sind deshalb keine feste Anleitung, sondern eher ein Geländer, an dem sich Teams bei der Reflexion orientieren können. Es handelt sich um einen fortlaufenden Prozess, der immer wieder durchlaufen wird.

1. *Die Anerkennung des Individuums als autonome Instanz*
   Auch wenn Organisationen manchmal möchten, dass sich alle anpassen, ist es wichtig, dass jedes Teammitglied als eigenständige Person gesehen und respektiert wird.
2. *Institutionalisierte Situations- und Prozessanalyse*
   In Scrum-Teams[9] mag die Scrum-Retrospektive zu einem selbstverständlichen »Begleitinstrument« geworden sein, dennoch ist es anderenorts nach wie vor schwierig, derartige Situationsanalysen durchzuführen. Weder ist man sich der unterschiedlichen Ebenen (Sach- vs. Beziehungsebene) bewusst, noch glaubt man, dass die fortwährende Thematisierung solcher Prozesse etwas bringt. Selten genug findet es statt, dass bei Konflikten alle gemeinsam innehalten, emotionale Distanz beziehen und analysieren, was gerade vorgefallen ist. Stattdessen streitet man lieber auf individueller Ebene, als gemeinsam möglichen Ursachen auf

9 Scrum ist eine Methode, mit der Teams ihre Arbeit in kurzen, überschaubaren Abschnitten (sog. Sprints) organisieren. Am Ende eines Sprints gibt es eine Review, bei der das Team fachlich-inhaltlich diskutiert, was es geschafft hat. Zusätzlich gibt es eine Retro (Retrospektive), die ein separates Treffen darstellt, bei dem das Team explizit gemeinsam bespricht, wie die Zusammenarbeit im letzten Sprint gelaufen ist und was es beim nächsten Mal besser machen kann. Scrum wird oft in der Softwareentwicklung eingesetzt, funktioniert aber auch in anderen Bereichen.

Gruppenebene nachzugehen. Damit Selbstorganisation gelingt, muss in kritischen und heiklen Situationen die Situations- und Prozessanalyse institutionalisiert werden.

3. *Entscheidungen über gemeinsame Sichtweisen der Situation*
   Wird eine solche Analyse oder Retrospektive regelmäßig durchgeführt, so ist das der erste Schritt. Der zweite ist es, die nun offensichtlich gewordenen unterschiedlichen Sichtweisen zu vergemeinschaften, um darüber eine »soziale Wahrheit« zu konstituieren. Das lässt sich nicht schematisch durch wohlstrukturierte Entscheidungsverfahren oder Konsentregelungen abhandeln. Kollektive Autonomie ist nur über *Konsens* erreichbar. Die Gruppe ist erst dann autonom (als sich selbst reflektierend und steuernd), wenn alle Gruppenmitglieder in ihr zur gemeinsamen Selbstbestimmung beitragen.
4. *Gemeinsame Steuerung der weiteren Prozesse*
   Jede erreichte Einigung stärkt die Gruppe in ihrer Fähigkeit, ihre weiteren Prozesse selbst zu gestalten. Aber: Die Zusammenarbeit bleibt immer eine Herausforderung. Einmal, weil sich die Rahmen- und Umweltbedingungen verändern, und zum anderen, weil die Individuen unterschiedlich sind und bleiben und sich ebenfalls entwickeln und verändern – womit wir wieder bei Punkt 1 (Anerkennung des Individuums als autonome Instanz) stehen.

3.2.3 Die informale Interaktion institutionalisieren

Wie bereits mehrfach dargelegt, herrschen in selbstorganisierten Teams, anders als in konventionellen Organisationen, keine spezifischen Rollen mehr vor; ebenso ist auch der Ablauf der Interaktionen nicht mehr hierarchisch vorentschieden, sondern wird im gemeinsamen Agieren ausgehandelt. Unter diesen Bedingungen beziehen sich die Mitglieder *unmittelbar* aufeinander. Sie können zustimmen oder ablehnen sowie im konkreten Interagieren dafür oder dagegen sein. Genau genommen, haben wir es unter diesen Bedingungen nicht mehr mit »formaler«, sondern vielmehr mit »informaler Interaktion« zu tun. Gleich einer

Freundschaftsgruppe ist vieles nicht vorab entschieden, sondern strukturiert sich im Laufe der Interaktion wie von selbst um Themen, Beiträge und Erwartungen der Beteiligten. Alles ergibt sich und wird in Echtzeit ausgehandelt. Die Interaktion orientiert sich an den individuellen Erfahrungen, am individuellen Empfinden und Erleben.

Wenn eine Gruppe zum ersten Mal auf diese Art sich selbst überlassen ist, sind all diese Dinge noch nicht geklärt. So mag von außen leicht der Eindruck eines »Durchwurstelns« oder eines »planlosen Aktivismus« entstehen. Einige ergreifen aktiv die Initiative, weitere machen mehr oder weniger engagiert mit und andere halten sich erst mal raus. Bei genauerer Betrachtung entpuppt sich jedoch die scheinbare Planlosigkeit und Unordnung als ein dialogisch-interaktives sowie exploratives Vorgehen. Mit den Worten von Heinz von Foerster (1985) lautet das Prinzip *»Order from Noise«* (S. 124). Es beschreibt die Idee, dass Systeme in der Lage sind, aus scheinbar chaotischen oder zufälligen Zuständen eine Ordnung zu entwickeln. Dies steht im Gegensatz zur traditionellen Sichtweise, dass Ordnung nur durch externe Steuerung oder Kontrolle entstehen kann.

Von Foerster argumentiert, dass in vielen natürlichen und sozialen Systemen Ordnung sich spontan aus dem Rauschen oder der Unordnung heraus entwickeln kann. Dies geschieht durch Selbstorganisation, bei der die Komponenten eines Systems interagieren und sich gegenseitig beeinflussen, um eine kohärente Struktur oder ein Muster zu bilden.

In diesem Sinne weist auch jede Gruppe aufgrund ihrer konkreten Mitglieder ab dem ersten Moment bereits Merkmale einer gemeinsamen Ordnung, eines gemeinsamen Tuns oder Zusammenarbeitens, auf. Aber erst durch das Erleben und Durchleben dieses Durchwurstelns durch die Unordnung kristallisiert sich eine eigene Struktur heraus. Und all das sind nichts anderes als »informelle Prozesse«.

Ein Bonmot von Karl Weick

Bereits in der Einleitung wurde Karl Weick (1985, S. 196) mit dem Satz zitiert: »Wie kann ich wissen, was ich denke, bevor ich höre, was ich sage?« Er meint diesen Satz sehr ernst, weil für ihn Sinngebung nicht immer linear erfolgt, sondern in einem zirkulären Wechselspiel von Umwelt und System. Insofern spricht er von *»retrospektiver Sinngebung«*. Es finden bestimmte Aktivitäten statt, aber ihnen wird erst rückblickend Sinn gegeben, was das Elementare der Retrospektive ist.

Auf selbstorganisierte Teams übertragen heißt das: *»Wie kann ich wissen, wer wir sind, bevor wir erkennen, wie wir miteinander handeln?«*

Soll das Potenzial der Selbstorganisation erhalten werden, kann es nicht darum gehen, den »informellen Raum« zu formalisieren, weil er genau dadurch zerstört werden würde. Stattdessen geht es darum, das Informelle, d. h. das unmittelbare gemeinsame Handeln mit seinen Eigenschaften, Wirkungsweisen und konkreten Gegebenheiten, in seiner Informalität mit einzubeziehen und anzuerkennen, dass sich dies nicht oder nur begrenzt objektivieren und formalisieren lässt.

Das Informale zu institutionalisieren …

… bezieht sich auf den paradoxen Prozess, informelle Praktiken und Verhaltensweisen sowie Strukturen persönlicher Beziehungen und sozialer Interaktionen zwischen den Mitgliedern als Konzept dauerhaft zu etablieren.

Beispiele

In Unternehmen: Ein informelles Mentoring-Programm wird zu einem offiziellen Bestandteil der Personalentwicklung.

In der Politik: Bürgerinitiativen werden in formelle Beteiligungsprozesse integriert, wie bei Anhörungen und öffentlichen Sitzungen, bei runden Tischen und in Arbeitsgruppen, oder sie werden an Gesetzgebungsverfahren beteiligt.

In der Wissenschaft: Inoffizielle Forschungsnetzwerke werden zu offiziellen Kooperationen.

In allen drei Beispielen handelt es sich um eine Praxis, die (irgendwann einmal) in einer Organisation informell eingeführt wurde, bis sie Teil der offiziellen Richtlinien und Kultur wurde. Der Gedanke dahinter ist, dass informelle Prozesse, die sich als effektiv oder nützlich erwiesen haben, durch ihre Institutionalisierung konsistenter und nachhaltiger gemacht werden können. Dies kann helfen, die Vorteile dieser informellen Praktiken breiter zugänglich zu machen und sie in bestehende formelle Strukturen zu integrieren, ohne dass sie darin aufgehen.

3.2.4 Warum wir nicht wissen, wie eine Gruppe entscheidet?

Zurück zur Anfangsfrage dieses Kapitels (3.1.2): Wie entscheiden selbstorganisierte Teams? Es wurde behauptet, dass wir nicht wissen können, wie ein selbstorganisiertes Team Entscheidungen trifft. Der Grund dafür lautet: Die Komplexität, die in Interaktionen herrscht, ist zu groß, um irgendeine Form von Kausalität benennen zu können.

Faktoren, die in die Entscheidungsfindung einfließen

- *Individuelle Faktoren:* Jede Person bringt ihre eigenen Charakterzüge, Werte und Einstellungen in die Interaktion ein, was die Dynamik prägt. Unterschiedliche Personen bedeuten unterschiedliche Kommunikationsstile, z. B. direkt vs. indirekt, emotional vs. sachlich. Auch die emotionale Intelligenz spielt eine Rolle, als Fähigkeit, eigene und fremde Emotionen zu erkennen und darauf angemessen zu reagieren.
- *Gruppendynamische Faktoren:* Wie groß ist die Gruppe? Je größer die Gruppe, desto komplexer wird die Interaktion, da mehr Beziehungen und Rollen zu koordinieren sind. Wie dynamisch ist die Rollenverteilung, z. B. Personen mit Führungsanspruch, vermittelnde Personen, Außenseiterpositionen? In welcher Gruppenphase befindet sich die Gruppe (z. B. Forming, Storming, Norming, Performing)? Wie sieht es mit Normen und Regeln aus und wie strukturieren Macht und Unterschiedlichkeit das Geschehen in der Gruppe?
- Darüber hinaus ließen sich noch *weitere Faktoren* nennen, wie kontextuelle, prozessuale, emotionale oder psychologische, die ausschlaggebend dafür sein können, dass sich eine bestimmte Person oder Gruppierung, eine Idee, Richtung oder Neigung usw. durchgesetzt haben mag.

Das heißt aber nicht, dass in einer selbstorganisierten Gruppe alles beliebig ist oder die zuvor beschriebenen »Vier Schritte zur selbstorganisierten Gruppe« (siehe 3.2.2) keine Rolle mehr spielen. Im Gegenteil: Es gibt keinen anderen Weg zur echten Selbstorganisation, als dass sich die Gruppe ehrlich darüber austauscht, wie sie gemeinsam Entscheidungen trifft und wie sie sich selbst sieht. Die Gruppe muss also eine gemeinsame Beschreibung ihrer Zusammenarbeit finden und sich darauf einigen, wie sie zu ihren Entscheidungen kommt.

Dabei kann es vorkommen, dass die Gruppe feststellt: Manche Entscheidungen trifft eine Person allein, andere werden gemeinsam im Konsens gefällt. Solange das für alle passt und akzeptiert ist, funktioniert die Selbstorganisation. Wichtig ist, dass die Gruppe regelmäßig überprüft, ob diese Art der Zusammenarbeit für alle stimmig ist. Wenn das nicht mehr der Fall ist, muss die Gruppe den Klärungsprozess wieder aufnehmen, denn jedes Mitglied ist wichtig für das Gelingen.

Wenn aber die Gruppe sich keine Zeit für diese Abstimmungen nimmt, wenn einzelne Mitglieder ausgeschlossen werden oder sich nicht mehr verantwortlich fühlen, dann funktioniert die Selbstorganisation nicht mehr. Dann ist die Gruppe nicht mehr wirklich selbstorganisiert, sondern wird von anderen Dynamiken bestimmt.

Beispiele, bei denen (autonome) Selbstorganisation scheitert

- Projektteams in Unternehmen, in denen Entscheidungen nach wie vor von einer Führungskraft vorgegeben werden und das Team nur scheinbar einbezogen wird.
- Vereine, in denen ein »harter Kern« alles bestimmt und neue Mitglieder keine Chance haben, sich einzubringen.
- Wohngemeinschaften, in denen die Hausordnung von einer Person festgelegt wird und die anderen sich nicht trauen, ihre Meinung zu sagen.

Wenn wir nochmals auf die im Einleitungskapitel vorgenommene Unterscheidung von autogener und autonomer Selbstorganisation zurückkommen, so kann es durchaus sein, dass sich ein Team autogen über die Zeit hinweg »intern« hierarchisch oder patriarchalisch organisiert. Das Team legt für sich eine hierarchische Form der »Selbstorganisation« fest.

In diesem und in den weiter oben erwähnten Fällen handelt es sich allerdings nicht um »autonome Selbstorganisation«, weil nicht alle Mitglieder einbezogen werden und/oder weil sie sich nicht verantwortlich fühlen. Nur wenn die Gruppe innehält und gemeinsam in die Klärung geht, wie sie zu einer tragfähigen Zusammenarbeit finden und diese aufrechterhalten kann, gelingt auch die autonome Selbstorganisation.

3.3 Die Unterscheidung von Team und Gruppe

Vielleicht ist es beim Lesen aufgefallen, dass weitgehend von Teams und weniger von Gruppen die Rede war, aber auch, dass beide Begriffe hier und da synonym verwendet wurden. Im alltäglichen Sprachgebrauch ist eher undifferenziert von Gruppe und Team die Rede. Mitunter gibt es die Unterscheidung, dass »die Gruppe« der Überbegriff ist und demgegenüber »das Team« eine spezifischere Form koordinierter Zusammenarbeit darstellt.

Assoziationen rund um den Teambegriff

Wenn es um das Thema Motivation in Organisationen geht, gibt es viele Ideen. Eine davon lautet: Wenn es dem Team gelingt, formale, informale und freundschaftliche Erwartungen zu verknüpfen, so schafft dies nicht nur eine hohe Zufriedenheit der Mitarbeitenden, sondern dient zugleich der organisationalen Leistungssteigerung. Alle nehmen einander wahr, schätzen einander und bringen ihre Stärken ein.

Begriffe wie »Teamness«, »Hochleistungsteams« oder »Kollaboration« zeugen davon, dass der Teambegriff durchweg positiv konnotiert ist.

Das eigentlich Problematische am Gruppenbegriff besteht darin, dass darunter »alles« subsummiert werden kann: Unterschiedliche Phänomene wie Sippen, Stämme, Vereine, Gewerkschaften oder Verbände bis hin zu Phänomenen wie Massen oder Mobs werden unter den *einen* Gruppenbegriff zusammengefasst. Aber wenn ein Begriff nichts mehr unterscheidet, weil er für alles passt, dann ist er beliebig und sinnlos. Abgesehen davon, dass sich die Dynamik von Massen deutlich von der einer Kleingruppe unterscheidet.

In den 1960er-Jahren sollte mit den Bezeichnungen Klein-, Primär-, Intim- oder Face-to-face-Gruppe ein enger Gruppenbegriff gegen den weiten abgegrenzt werden. Auf diese Weise definiert sich eine Gruppe lediglich über die Anzahl ihrer Mitglieder von ca. drei bis zwölf Personen und darüber, dass sie »face to face« miteinander kommunizieren. Das grenzt den Kreis schon mal ein, aber es wird nicht unterschieden:

- ob es sich um kurzfristige oder längerfristige Kooperationen handelt,
- ob diese Kooperationen im Rahmen von Organisationen oder in einem privaten Umfeld stattfinden,
- ob die Erwartungen, die die Mitglieder aneinander richten, eher formaler oder informaler Art sind.

Da es in diesem Buch um Selbstorganisation innerhalb von Organisationen geht, gilt es, den Kontext der Organisation (als Makro-Situation) ausdrücklich zu thematisieren und zu berücksichtigen. So sind Teams in den meisten Beschreibungen und Zusammenhängen explizit ein Teil der Organisation sowie der in ihr herrschenden Formalstruktur. Sie sind entweder dauerhaft in Organigrammen vermerkt, wie Serviceteams, teilautonome Fertigungs- und Montageteams, oder befristet, wie Projektteams, Qualitätszirkel und Steuerungskreise. Aufgrund ihrer Zweckorientierung haben sie spezifische und spezialisierte Rollenerwartungen an die Mitglieder und grenzen darüber deren Spielraum und Handlungsmöglichkeiten ein. Eben dies macht – wie immer wieder beschrieben – eine Organisation zu etwas Rationalem; und solange dies gilt, muss der Mensch als Ganzes nicht explizit berücksichtigt werden.

Ein weiteres organisationales Kennzeichen von Teams betrifft die Mitgliedschaft. Diese ist zumeist nicht frei wählbar. Teams unterliegen den Mechanismen der Rekrutierung. Ihre Rechte und Spielräume werden ihnen von hierarchisch übergeordneten Instanzen zugestanden. Ausscheidendes Personal muss und kann ersetzt werden, und die Führung wird durch spezifisch ausgewiesene Rollen wahrgenommen. Sowohl Kommunikation als auch Kooperation im Team sind durch die Organisation formell reglementiert. So gibt es beispielsweise Organisationen, die alle zwei Jahre die Teams vollkommen neu mischen und zusammensetzen (Jobrotation), weil sie sich dadurch motivationale Vorteile versprechen. All dies sind organisationale Vorgaben, denen das Team folgen muss und die in ihrer Funktionalität weder automatisch motivieren noch emotionale Begeisterung auslösen. Aus diesen Beschreibungen wird deutlich, dass ein Team in erster Linie der Organisationslogik folgt.

3.3.1 Was macht eine Gruppe zur Gruppe?

Eine enge und differenzierte Definition von Gruppe stammt von Friedhelm Neidhardt (1979), wonach eine Gruppe ein soziales System ist, dessen Sinnzusammenhang durch *unmittelbare* und *diffuse* Mitgliederbeziehungen sowie durch *relative Dauerhaftigkeit* bestimmt ist. Stefan Kühl (2021) spitzt die Definition noch weiter zu, indem er allein das Kriterium »Persönliche Kommunikation«, genauer *»Personenorientierte Kommunikation«* als Charaktermerkmal von Gruppen geltend macht. Damit hebt sich diese Definition deutlich von all den »formalen Teamkriterien« ab.

Personenorientierte Kommunikation bedeutet zuvorderst, dass die Orientierung an der Person selbst ausgerichtet ist: Gruppen sind dann Gruppen (in einer engen Definition), wenn sie aus einem bestimmten, unverwechselbaren Kreis von Personen bestehen, die sich gegenseitig kennen und einander eine hohe Relevanz zuweisen. In Gruppen kann persönliche Kommunikation erwartet und sogar verlangt werden. Man muss sich für andere interessieren und kann erwarten, dass sich andere auch für einen selbst interessieren. Dies wiederum erfordert eine gute Personenkenntnis und genügend Zeit des Kennenlernens, damit man abschätzen kann, was die anderen verstehen und was nicht.

Aufgrund dieser Unmittelbarkeit können Gruppen als Face-to-face-, Peer- oder auch Freundschaftsgruppen bezeichnet werden. In ihnen ist »fast alles«, was eine Person betrifft, für Kommunikation zugänglich. Damit wird lediglich Intimkommunikation ausgeschlossen, bei der es dann um sehr private Themen geht, die ein hohes Maß an Vertrauen erfordern. Die Rollendefinition ist weder spezifisch noch kategorisch, sondern sie bleibt diffus und bietet gerade dadurch den Mitgliedern vielfältige Veränderungs-, Anpassungs- und Selbstdarstellungsmöglichkeiten.

Das sind die Gründe, warum man an Gruppen legitimerweise die Erwartung richten kann, als »ganzer Mensch« mit all seinen Facetten und Möglichkeiten wahrgenommen zu werden. Diejenigen, die sich als Personen gegenseitig ernst nehmen und direkten kommunikativen Zugang zueinander haben, begegnen sich in konkreter Gestalt. Es ist diese personale Orientierung, welche die grundlegende Bedingung für ein starkes Wir-Gefühl ausmacht. Sie verleiht den affektiven Verhältnissen eine besondere Bedeutung, und hierin liegt die Quelle intrinsischer Motivation.

All die aufgezählten Kriterien sind zugleich eine Begründung dafür, warum Gruppen in der Anzahl ihrer Mitglieder zwangsläufig begrenzt sind. Sich so intensiv auf andere Personen einzulassen, erfordert hohe emotionale, aber auch mentale Bereitschaft und Kapazität. So mag es uns noch leichtfallen, vier bis fünf Personen gleichzeitig »auf dem Schirm zu haben«, bei einer Gruppengröße von acht bis zwölf Personen wird es schon deutlich schwieriger. Alles, was über zwölf Personen hinausgeht, überfordert uns, der Maßgabe der Personenorientierung gerecht zu werden.

Überlegen Sie selbst. Sobald Gruppen zu groß werden, beginnt man die Mitglieder zu clustern: »Die gehören zu denen und die anderen dorthin und das sind die, die immer das machen ...« – Willkommen in der Organisation!

In Kurzform die Unterschiede zwischen Gruppe und Team

- In Gruppen herrscht Gruppendynamik – in Teams Organisationsdynamik.
- »Gruppendynamik« ist die Dynamik, die sich ergibt, wenn Menschen nicht formell, sondern primär personenorientiert miteinander kommunizieren. »Teamdynamik« wäre dann das Synonym für Organisationsdynamik, d. h. ein Kräftespiel, das sich aufgrund normierter struktureller Spielräume und Handlungsmöglichkeiten gepaart mit Über- und Unterordnung ergibt.
- Während eine personenorientierte Gruppe einen »Zweck in sich selbst« findet, allein aufgrund der Personen, die miteinander interagieren, besteht der Zweck eines Teams darin, ein bestimmtes Ziel zu erreichen, und die Personen sind dementsprechend »Mittel zum Zweck«.
- Weil es in Teams natürlich immer auch »menschelt«, können auch dort gruppendynamische Prozesse wie in (echten) Gruppen stattfinden: Je länger ein Team besteht, je besser sich die Teammitglieder verstehen, je mehr man sich persönlich näherkommt, desto größer ist die Chance, dass der Umgang miteinander »personenorientierter« wird. Wenn allerdings Beförderungen, Veränderungen oder Entlassungen anstehen, nehmen Organisationen darauf keine Rücksicht.

3.3.1 Macht in Teams und Macht in Gruppen

Für den deutschen Soziologen Max Weber (1972) bedeutet Macht »jede Chance, innerhalb einer sozialen Beziehung den eigenen Willen auch gegen Widerstreben durchzusetzen, gleichviel, worauf diese Chance beruht« (S. 28). Zwei Eigenschaften von Macht können hieraus abgeleitet werden: Die erste Voraussetzung lautet, einen »eigenen Willen« verfolgen zu wollen. Zweitens geht Weber davon aus, dass Machtausübung nicht nur einseitig ist. Machtbeziehungen können auch kooperativ sein. Führungskräfte sind nicht lediglich Unterdrückungsapparate, sondern es braucht seitens der Untergebenen ein Minimum an Kooperationsbereitschaft.

Worin aber die Grundlage der »Chance der Willensdurchsetzung« liegt, wird nicht näher spezifiziert. Dies klärt ein Zitat von Niklas

Luhmann (2012), demgemäß die Ausübung von Macht die Schaffung von Ordnung sichert: »Macht ermöglicht es, Systeme so zu organisieren, dass sie trotz hoher Komplexität entscheidungsfähig bleiben« (S. 87). Daraus ergibt sich die dritte Eigenschaft von Macht: Das Rationale der Konstruktion besteht darin, dass die Ausstattung einer Person mit »Organisationsmacht« aus ihrer Rolle resultiert, aus der heraus sie das Überleben der Organisation sichert. Die Legitimation der Macht in Organisationen beruht also nicht auf besonderen individuellen Qualitäten wie Erfahrung, Charisma oder Überzeugungskraft. An die Stelle irrationaler, persönlich-partikularistischer Gesichtspunkte treten rationale, unpersönlich-universalistische Regeln.

Die formale Organisation setzt auf:

- unpersönliche Beziehungen,
- die Trennung von Position und Person,
- die sachbezogene Verteilung von Kompetenzen und
- eine geprüfte fachliche Leistungsqualifikation der Mitarbeitenden.

Macht in Organisationen zeigt sich darin, welche Handlungsmöglichkeiten Personen »legitimerweise« haben und welche Interessen sie damit verfolgen können.

Agile Organisation und die Personalisierung der Macht

Dass die klassische Definition von Organisation nicht mehr weit trägt, lässt sich neben all den Phänomenen, die bereits angesprochen wurden, auch daran erkennen, dass sie zunehmend mit Begriffen wie Netzwerk, Felder oder Räume bzw. durch Substantivierung englischer Verben wie »Organizing«, »Strategizing« oder »Sense-Making« ergänzt wird.

Den meisten von uns ist klar, dass starre Hierarchien, gekoppelt mit einem schematisch-strukturierten Führungsverständnis, nur bedingt in einer komplexen, arbeitsteiligen Welt taugen. Wissens-, Innovations- und Dienstleistungsarbeit orientiert sich nicht mehr an vorgegebenen Kennzahlen und den Erfahrungen aus der Vergangenheit, sondern an der Zukunft. Wenn es aber um Zukunft geht, dann geht es immer auch um Ungewissheit. Und Ungewissheit lässt sich nicht organisieren! Infolgedessen werden die klassischen Führungsaufgaben von Entscheiden und Durchsetzen sowie Command and Control fragwürdig.

Wenn Machtausübung infolgedessen *nicht mehr formell legitimiert ist,* weil die Verantwortung nach unten delegiert wurde, wohin wandert dann die Macht ab? Verschwindet sie einfach? Nein, das tut sie natürlich nicht. Sie verändert nur, gleich einer Beule unter dem Teppich, ihren Platz. Das Problem mit der Macht besteht darin, dass Selbstorganisation und Agilität die Machtverhältnisse keineswegs zum Verschwinden bringt, stattdessen verlagern sie sie in die Informalität der Kooperationsbeziehung. Das führt zu der Frage: Wie werden fortan Entscheidungen in Organisationen durchgesetzt und auf welche Art lässt sich nicht organisationale Macht noch legitimieren?

Informelle Ausübung von Macht und Macht in Gruppen

Hannah Arendt (1990) verwendet einen handlungsorientierten Machtbegriff. Sie schreibt Macht dem Wesen aller organisierten Gruppen zu. Macht »[…] entspricht der menschlichen Fähigkeit, nicht nur zu handeln oder etwas zu tun, sondern sich mit anderen zusammenzuschließen und im Einvernehmen mit ihnen zu handeln« (S. 45). Zur Aktivierung der Macht sei ein Zwischenraum notwendig, der nur im Miteinander-Handeln und -Sprechen zustande komme.

In »Vita activa« definiert Arendt (1981) den Begriff der Macht als eine Form des gemeinsamen Handelns. Macht beruht demnach auf der »zeitweiligen Übereinstimmung vieler Willensimpulse und Intentionen« (S. 195). Sie greift also auf Mehrheitsverhältnisse zurück und ist an Interaktion, Kommunikation und Kooperation gebunden.

Die Macht ist also nichts per se Bedenkliches oder Schädliches, sondern sie entspricht der menschlichen Fähigkeit, nicht nur zu handeln, sondern sich mit anderen zusammenzuschließen und im Einvernehmen mit ihnen zu handeln. Über Macht verfügt niemals eine einzelne Person allein; sie ist im Besitz einer Gruppe und bleibt nur so lange existent, solange die Gruppe zusammenhält. Wenn also von jemandem gesagt wird, er oder sie »habe die Macht«, heißt das im Sinne dieser Definition, dass diese Person von einer bestimmten Anzahl von Menschen ermächtigt ist, in deren Namen zu handeln. In Gruppen hat eine Person nicht die Macht »allein« oder »an sich«, sondern es ist die Gruppe, die ihr zustimmt.

Wenn die Gruppe als »informelles Pendant« dem formalen Team gegenübersteht, kann davon ausgegangen werden, dass es dort ebenso zu informellen Formen der Machtausübung kommt. Nun allerdings nicht mehr qua organisationaler Position, sondern die Macht muss fortan über die (nicht-formell legitimierte) Person ausgeübt werden. Dies kann der Fall sein, weil sie eine besondere Begabung hat, ein charismatisches Auftreten oder eine fachliche Expertise. Diese informellen Formen der Machausübung und Einflussnahme können sichtbar sein, aber allzu oft beschreiten sie subtile oder indirekte Wege.

Beispiele, wie informale Macht in Gruppen ausgeübt und zuerkannt wird

- *Für wichtige Aufgabenstellungen einstehen,*
  kommunikative und fachliche Fähigkeiten zeigen.
- *Sozial relevante Persönlichkeitseigenschaften zugeschrieben bekommen,*
  wie Willensstärke, Durchsetzungsvermögen, Überzeugungskraft.
- *Externe Faktoren verkörpern, die auch in der Gruppe relevant sind,*
  etwa erfolgreich, vernetzt, gefragt, sensibel, empathisch sein.
- *Durch Teilnahme an Gruppenaktivitäten überzeugen,*
  für Planung, Erfahrungen, Wissen bereitstehen und eigene Talente einbringen.
- *Auf Randbedingungen reagieren,*
  denen die Gruppe unterworfen ist und die Relevanz bekommen.
- *Auf Reziprozität setzen,*
  Verpflichtungsgefühle durch das Geben von Gefälligkeiten oder Unterstützung erzeugen, die dann erwidert werden sollen.

Diese Arten von Machtausübung sind zumeist unauffällig, und es fällt schwer, sie genau zu benennen oder direkt anzusprechen. Sie kommen in allen Gruppen vor, in denen die Beziehungen zwischen den Menschen im Mittelpunkt stehen, aber zeigen sich eben auch in Teams am Arbeitsplatz. Das macht deutlich, dass es in Organisationen immer auch Gruppendynamik gibt.

Das Besondere an dieser informellen Macht ist: Sie ist nicht offiziell von außen erlaubt oder festgelegt. Sie funktioniert nur, wenn die anderen in der Gruppe mitmachen und sie akzeptieren. Deshalb tragen immer beide Seiten Verantwortung: die Seite, die die Macht ausübt, und die Seite, die die Machtausübung zulässt.

Wie in diesem Kapitel beschrieben, laufen aktuell viele Abstimmungen und Entscheidungen in Organisationen viel unmittelbarer ab als früher. Die Entscheidungen werden nicht mehr von einer vorgesetzten Person, sondern vom Team selbst verantwortet. Sie sind weniger offiziell geregelt und hängen damit mehr von den Beziehungen zwischen den Menschen ab. Es geht also nicht mehr nur darum, was im Organigramm steht, sondern vor allem darum, wie die Personen miteinander auskommen und sich verstehen. Dadurch werden Entscheidungen zugleich auch emotionaler und persönlicher.

Natürlich gab es auch früher in Organisationen nie nur sachliche Beziehungen – selbst in Fabriken hat es immer auch »gemenschelt«. Und insbesondere in Teams von Professionellen regelte die Organisation auch nicht vorab deren Verhalten und Interaktion, sondern die Professionellen »organisierten« selbst, was zu tun war. Das ist schließlich der Sinn von Professions- und Expertenorganisationen. Allerdings bleibt das »Entscheidungsdilemma« auch in diesem Fall bestehen: Wie in Kapitel 3.1.2 »Wie entscheiden selbstorganisierte Teams?« dargestellt, bleibt es uneindeutig, aus welcher Motivation heraus der letztliche Entscheid gefallen ist – ob aus organisationaler, professioneller oder persönlicher Motivation.

Früher konnte man sich leichter auf seine organisationale oder professionelle Rolle zurückziehen und sagen: »Das ist nicht meine persönliche Meinung, ich erfülle nur meine Aufgabe und aus professioneller Sicht sollte es so gemacht werden.« Heute wird alles deutlich persönlicher, sodass der Satz »Nimm es nicht persönlich!« eigentlich nicht mehr passt. Denn wie sollte man etwas nicht persönlich nehmen, wenn es doch immer um die Menschen selbst geht?

3.3.3 Das Persönliche, das Affektive und die Scham

Laut Bernhard Pesendorfer (1993) sind Unterschiede zwischen Menschen in Gruppen immer beides: Sie können eine Chance sein, aber auch Angst machen. Sobald Menschen wirklich zusammenarbeiten müssen, können diese Unterschiede bedrohlich wirken. Je mehr uns klar wird, dass gute Zusammenarbeit nicht von selbst passiert, sondern Arbeit und Offenheit braucht, desto mehr können wir uns durch das Unbekannte oder Fremde, das auf uns zukommt, verunsichert fühlen.

Dabei entwickeln sich Gruppen über verschiedene Phasen hinweg (wie Forming, Storming, Norming, Performing). In jeder dieser Phasen gibt es Menschen, die sich stark einbringen, und andere, die eher außen vor bleiben. Es kann passieren, dass sich Einzelne ausgeschlossen fühlen oder in eine andere Richtung gehen wollen. Damit eine Gruppe – aus gruppendynamischer Sicht – gut zusammenarbeiten kann, muss sie diese Spannungen und Außenseiterphänomene gemeinsam ansprechen und bearbeiten. Nur so können die Unterschiede in der Gruppe balanciert und genutzt werden. Solange es (Ab-)Spaltungen gibt, ist die Gruppe nicht arbeitsfähig.

Schauen wir nun wieder auf die Organisation: Wenn man sich in selbstorganisierten Teams[10] nicht mehr hinter einer formalen oder professionellen Rolle verbergen kann, kann man sich auch als Per-

10 Die Unterscheidung von Team und Gruppe wird fortan beibehalten. Wenn von Team die Rede ist, geht es immer um »Teams in Organisationen« – das zentrale Moment ist, dass sie einer organisationalen Logik unterliegen. Die Herausforderung besteht allerdings darin, dass Organisationen immer personenorientierter werden. Infolgedessen werden dezidiert gruppendynamische Handlungslogiken wirksamer und sichtbarer.

son nicht mehr raushalten. Das, was man sagt, spiegelt immer auch die persönlichen Eindrücke wider. Wenn man dann in einer Teamreflexion oder Retrospektive offen anspricht, wie man andere erlebt – z. B., dass jemand zu dominant, zu zurückhaltend oder zu abwartend wirkt –, kommen immer auch Gefühle ins Spiel. Die Frage ist nun, wie man in organisationalen Kontexten Gefühle so ausdrücken kann, dass es für das Team hilfreich ist. Zugleich stellt diese Offenheit eine große Herausforderung dar, die eher vermieden wird.

Wenn die Retrospektive an der Angst vor Beschämung scheitert

Fakt ist: Ein Großteil der Scrum-Retrospektiven, in denen es um die Bearbeitung der Sozial-Dimension geht, wird nicht in der notwendigen Tiefe durchgeführt. Wenn die entscheidende Frage in der Retrospektive lautet: »Was lief in der Zusammenarbeit nicht gut?«, liegt ein zentrales Moment darin, aus Fehlern zu lernen. Weil die Koordination aber über die Personen läuft, ist Kritik zwangsläufig persönlich.

Und wenn eine Person unter diesen Bedingungen versagt, kann es nur allzu leicht passieren, dass die innere Antwort auf dieses Ungenügen die Scham ist, nicht so kompetent und stark zu sein, wie man es gern sein möchte. Das Fatale dabei ist, dass Scham immer die ganze Person erfasst, gekoppelt mit der Befürchtung, fortan verachtet, verlassen und ausgeschlossen zu werden.

Das Problem an der Sache ist, dass diejenigen, die diese Prozesse moderieren, zumeist wenig gruppendynamische Kompetenz sowie fehlendes Kontext- und Prozesswissen haben. Dadurch bleibt der Austausch über die gegenseitigen Vorstellungen und Erwartungen defizitär. Dieses Fehlen von professioneller Begleitung und mangelndes Feedback führen zu einem für alle Beteiligten unbefriedigenden Ergebnis.

Exkurs: Psychosoziale Ängste in Gruppen

Gruppen können motivieren, aber sie haben ebenso die Macht, jedes ihrer Mitglieder in Angst zu versetzen: Schweißausbruch, Zittern, Blasswerden usw. Der Verstoß gegen den Standard der Gruppe kann im schlimmsten Fall zu einer Reaktion führen, die beim Menschen im weitesten Sinne »todähnlich« ist: Von »emotionalem Totstellreflex« über »davonlaufen« bis »in Ohnmacht fallen« gibt es eine breite Palette von Reaktionen, mit denen sich ein Individuum einer Gruppe entziehen kann bzw. von ihr ausgeschlossen wird.

Früher wurden Menschen bei Tabuverletzungen an den Pranger gestellt. Dieses Ausgestelltsein konnte sogar zu einer Schockeinwirkung mit Todesfolge führen, dem sogenannten Vagus-Tod (Schwarz, 2007, S. 82). So kann der Schamaffekt unterschiedliche Bewältigungsmechanismen in Gang setzen: entweder destruktive Tendenzen und inneren Rückzug, aber ebenfalls grandiose Überkompensationsbemühungen, wie Prahlerei oder Fantasien von unbegrenztem Erfolg, Macht oder Ruhm.

Beispiele psychosozialer Ängste

- *Angst vor Ablehnung:* die Sorge, von anderen nicht akzeptiert oder zurückgewiesen zu werden
- *Soziale Phobie:* eine intensive Angst vor sozialen Situationen, in denen man von anderen beurteilt werden könnte
- *Versagensangst:* die Angst, in einer sozialen oder beruflichen Situation nicht zu bestehen oder die Erwartungen nicht zu erfüllen
- *Angst vor Kritik:* die Furcht, negativ bewertet oder kritisiert zu werden
- *Angst vor Blamage:* die Sorge, sich in der Öffentlichkeit zu blamieren oder lächerlich zu machen
- *Verlustangst:* die Angst, wichtige Beziehungen oder soziale Bindungen zu verlieren
- *Angst vor Intimität:* die Furcht, sich emotional zu öffnen und verletzlich zu zeigen

Fazit

Die Ausgangsfrage dieses Kapitels bestand darin, wie Selbstorganisation in Organisationskontexten initiiert werden kann. Der Schlüssel liegt in der Selbstdiagnose. Diese Selbstorganisation des Teams sollte transparent und bewusst ablaufen, weil sich das Team nur so über sich selbst Klarheit verschaffen kann. Aus einer gruppendynamischen Expertise heraus lautet das Ziel, diesem Team zu ermöglichen, sich über seine unterschiedlichen Macht- und Einflusskonstellationen sowie Widersprüche und Paradoxien bewusst zu werden. Es soll seinen Standort selbst bestimmen lernen und sich darüber eine eigene soziale Wahrheit geben. Selbstorganisation und der Umgang mit Macht und Entscheidung können nur über Selbstdiagnose in Form von gegenseitigem Feedback laufen. Und die Instanz, die darüber entscheidet, ob »richtig« entschieden wurde bzw. ob die Ausübung von Macht zuträglich war, bilden das Team und seine Mitglieder selbst.

Was aber tun, wenn in der Retrospektive von der einen Seite Vorwürfe kommen und auf der anderen Seite persönliche Beschämung die Folge ist? Was tun, wenn die Konflikte emotional drängender und persönlich bedrückender werden? Wo sind die Schuldigen und wer kann den Streit noch schlichten? Und nachdem wir es nach wie vor mit organisationalen Kontexten zu tun haben, wäre es auch schlicht zu einfach, die Probleme nur noch zu personalisieren und dann die Person aus dem Team zu entfernen.

Um die umfangreiche Komplexität, vor der ein selbstorgansiertes Team steht, zu begreifen, wird im folgenden Kapitel der Diagnose- und Interventionskompass vorgestellt, der eine hilfreiche Methode darstellt, um organisationale Teams im Spannungsfeld zwischen Sach-Dimension und Sozial-Dimension arbeitsfähig zu bekommen und zu halten.

Kapitelrückblick

Das Kapitel 3.1 »Organisation und Entscheidung« beleuchtet, wie klassische Organisationen nach dem Bürokratie- oder Rationalmodell funktionieren, wobei die Frage im Mittelpunkt steht, »ob« durch eine strikte Hierarchie tatsächlich Entscheidungen getroffen werden. Dabei wird deutlich, dass in solchen Strukturen die Verantwortung meist auf die Führungsebene beschränkt ist, während die Mitarbeitenden vor allem Anweisungen ausführen. Das Einstiegszitat von Hannah Arendt zum Kapitel 3.1 verdeutlicht, dass in einer voll entwickelten Bürokratie niemand mehr wirklich Macht ausübt – was zu einer »Tyrannis ohne Tyrannen« führen kann. Demgegenüber liegt der Schlüssel zur Verantwortung in den »unentscheidbare Fragen«.

Im Abschnitt 3.2 »Die Expertise der Gruppendynamik« steht die Dynamik von Gruppen im Fokus. Es wird erläutert, wie innerhalb von Gruppen »Personenorientierung« und das Ideal der »reifen Gruppe« als Vorbild für gelingende Selbstorganisation dienen können. Das Kapitel zeigt, dass Gruppenprozesse nicht nur von Strukturen, sondern auch von zwischenmenschlichen Interaktionen und der Fähigkeit zur Reflexion geprägt sind.

Das Kapitel 3.3 »Die Unterscheidung von Team und Gruppe« widmet sich den Unterschieden von Team und Gruppe. Es wird herausgearbeitet, dass diese Differenzierung nicht nur eine »akademische Spielerei« ist, sondern eine nützliche Perspektive bietet, um die Dynamiken und Strukturen innerhalb von Organisationen besser zu verstehen und gezielt zu optimieren. Teams und Gruppen unterscheiden sich grundlegend in ihrer Arbeitsweise, ihrer Zielorientierung und im Grad der Zusammenarbeit.

4 Diagnose- und Interventionskompass

»Der Kompass schreibt [...] nicht direkt den richtigen Weg vor, sondern gibt an, wie der richtige Weg zu ermitteln ist.«
Annemarie Pieper (2017, S. 98)

Wenn es gilt, eine Entscheidung zu treffen, ein Problem oder einen Konflikt zu lösen, ist es sinnvoll und nützlich, den Hebel nicht dort anzusetzen, wo man es immer tut, weil man sich dort sicher ist oder weil man ein bestimmtes Tool hat, sondern dort, wo das Potenzial zur Unterstützung und Veränderung die meiste Wirkung verspricht. Hierzu ist der Diagnose- und Interventionskompass ein auf Individuum, Team und Organisation fokussiertes Interventionsmodell. Der Kompass unterstützt Führungskräfte und Beratungspersonen dabei, vor der Komplexität der Organisation nicht zu kapitulieren, sondern die Interdependenz und gegenseitige Verwobenheit organisationalen Geschehens anzuerkennen, einzuordnen und handlungsfähig zu bleiben. Die schlussendliche Intervention kann als Einzel- oder Gruppensetting oder in Form einer Organisationsberatung durchgeführt werden.

Der Diagnose- und Interventionskompass ist ein heuristisches Modell, das unterschiedliche Denk- und Handlungsweisen miteinander kombiniert; in der vorliegenden Form ist es eine Weiterentwicklung meiner bisherigen Arbeiten (Geramanis, 2021, 2023, 2024), indem es um das Modell der »triadischen Aufgabenstruktur professioneller Teams« von Stefan Busse (2024) erweitert wurde. Die Bezeichnung »Organisation« wird – wie bislang im gesamten Text – als Sammelbegriff für »Unternehmungen« unterschiedlichster Art verwendet.

Ausgangslage: Eine typische Beratungsanfrage

Eine Vorgesetzte formuliert gegenüber einem Berater ein Problem oder ein Scrum Master schildert einer Agile Coach folgenden Sachverhalt: Die Mitarbeiterin Frau Y. verhält sich unkollegial und unkooperativ, sie nimmt kaum mehr an den Teamsitzungen teil und arbeitet anscheinend nur das Allernötigste. Da Frau Y. das Verhalten bereits seit einiger Zeit zeigt, hat man vor, sich von ihr zu trennen.

Ein typisches Muster für Organisationen im Umgang mit Konflikten besteht darin, das Problem zu individualisieren: *»Frau Y. ist alleine schuld!«* Daraufhin wird sie entlassen, aber oftmals bleibt das Problem erhalten. Nach spätestens einem halben Jahr zeigt eine Frau oder ein Herr X. ein ähnliches Verhalten und die Problemzuschreibung fängt von vorn an. Es kann zwar nicht ausgeschlossen werden, dass Frau Y. wirklich schwierig ist, aber die Gemengelage ist auf jeden Fall komplexer, als uns der »Kurzschluss« glauben machen möchte.

4.1 Darstellung des Grundmodells

Das vorliegende Modell (siehe Abbildung 4) konstruiert die Gesamtorganisation als Kombination aus drei Handlungssystemen: (1) Organisation, (2) Team/Gruppierungen[11], (3) Individuum. Gleich einem Tempel bilden die drei Handlungssysteme drei zentrale Säulen, auf denen das Dach der Gesamtorganisation – verkörpert als »Organisationszweck« – ruht. Alle drei Handlungssysteme folgen intern einer eigenen »Konstruktion« und damit einer eigenen Logik, die sie von den anderen Systemen unterscheidet. Die drei Systeme sind bestenfalls gut aufeinander abgestimmt; sie können aber auch in Konflikt zueinander stehen.

11 Die Unterscheidung von Team und Gruppe bleibt weiterhin bestehen: Wenn von Team die Rede ist, ist es eine organisationale Einheit, wenn von Gruppe die Rede ist, geht es zuvorderst um »Personenorientierung«. In Ermangelung »besserer Bezeichnungen« gibt es in Organisationen, abgesehen von Teams, weitere »Gruppierungen«, wie Abteilungen, Projektgruppen, teilautonome Arbeitsgruppen. Auch für sie gilt, dass sie »Teil der Organisationslogik« sind.

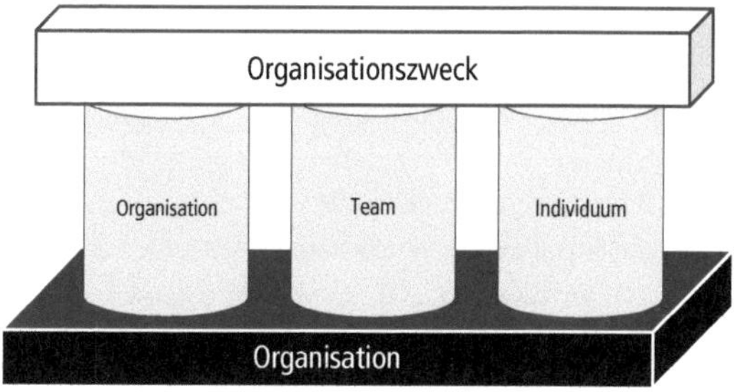

Abbildung 4: Die Organisation mit ihren Handlungssystemen

4.1.1 Das Handlungssystem Organisation: Die Struktur der Organisation

Wenn wir uns anschauen, wie eine Organisation funktioniert, geht es im Kern darum, wie Menschen, Aufgaben und Abläufe miteinander verbunden sind. Das kann ganz unterschiedlich aussehen – je nachdem, was die Organisation erreichen will.

Beispiel 1: Das klassische Unternehmen

Stellen wir uns ein großes Unternehmen in der Automobilbranche vor. Hier gibt es meist eine klare Hierarchie: Oben steht die Geschäftsführung, darunter folgen verschiedene Abteilungen wie Entwicklung, Produktion, Vertrieb und Marketing. Jede Abteilung hat ihre eigenen Aufgaben und Verantwortlichkeiten. Wenn z. B. die Produktion ein Problem mit einem Zulieferer hat, muss sie das an die Einkaufsabteilung melden, die dann eine Lösung sucht. Entscheidungen laufen oft von oben nach unten – das sorgt für klare Zuständigkeiten, kann aber auch dazu führen, dass Veränderungen länger dauern.

Beispiel 2: Die flexible Matrixorganisation

Ganz anders sieht es in einem modernen Softwareunternehmen aus. Hier arbeiten die Mitarbeitenden oft in wechselnden Teams zusammen, je nachdem, welches Projekt gerade ansteht. Ein Entwickler kann z. B. gleichzeitig an einem Projekt für einen Großkunden und an der Weiterentwicklung des eigenen Produkts arbeiten. Die Teams setzen sich aus verschiedenen Fachrichtungen zusammen – etwa Entwicklerinnen, Designer und Projektmanagerinnen. Entscheidungen werden oft direkt im Team getroffen.

Beispiel 3: Das schnell wachsende Start-up

Nehmen wir ein Start-up, das gerade stark wächst. Hier gibt es anfangs vielleicht nur ein kleines Team, in dem alle alles machen: Heute kümmert sich jemand um den Vertrieb, morgen um die Produktentwicklung. Wenn das Unternehmen wächst, müssen plötzlich neue Strukturen geschaffen werden – z. B. eigene Teams für Marketing oder Kundenservice. Gleichzeitig muss die Organisation flexibel bleiben, um schnell auf neue Marktchancen reagieren zu können. Das bedeutet: Entscheidungen werden oft spontan getroffen, und die Mitarbeitenden müssen bereit sein, ständig neue Aufgaben zu übernehmen.

In jeder Organisation – egal ob gemeinnützig oder gewinnorientiert – müssen viele Dinge gleichzeitig passieren: Produkte entwickeln, Kunden betreuen, Rechnungen schreiben, neue Mitarbeitende einstellen. Damit das klappt, braucht es eine »Gesamtstruktur«, die zu den Zielen und zur Arbeitsweise passt.

In einer klassischen Hierarchie sind die Abläufe oft klar geregelt, was Sicherheit gibt, aber manchmal auch unflexibel macht. In flexiblen Strukturen wie der Matrixorganisation oder im Start-up können Teams schneller auf Veränderungen reagieren, aber es braucht mehr Kommunikation und Eigeninitiative.

Die Struktur einer Organisation bestimmt, wie gut sie im Alltag funktioniert. Sie beeinflusst, wie schnell Entscheidungen getroffen werden, wie flexibel die Organisation auf Veränderungen reagieren kann und wie die Zusammenarbeit zwischen den Mitarbeitenden läuft. Wer die eigene Organisationsstruktur kennt und regelmäßig hinterfragt, kann gezielt daran arbeiten, Abläufe zu verbessern und erfolgreicher zu werden.

4.1.2 Das Handlungssystem Team/Gruppierungen: Die Koordination der Kooperation

Die zweite wichtige Säule in einer Organisation ist die Art und Weise, wie die Menschen in den unterschiedlichen Gruppierungen, wie Abteilungen, Kollegien, Teams oder Arbeitsgruppen, unmittelbar zusammenarbeiten – und was dabei wirklich zählt. Neben der Gesamtstruktur einer Organisation ist es mindestens genauso wichtig, wie die Menschen in den einzelnen Teams zusammenarbeiten. Man kann sich das wie das »Betriebssystem« der Zusammenarbeit vorstellen: Wer macht was? Wie werden Aufgaben verteilt? Welche Regeln gelten im Alltag? Und wie sprechen sich die Teammitglieder ab?

Beispiel 1: Das Marketingteam im Alltag

Stellen wir uns ein Marketingteam in einem mittelständischen Unternehmen vor. Hier gibt es jeden Montag ein Teammeeting, in dem die Aufgaben für die Woche verteilt werden: Eine Person kümmert sich um die Social-Media-Kanäle, eine andere plant die nächste Werbekampagne, jemand Drittes bereitet die Präsentation für die Geschäftsleitung vor. Damit alle den Überblick behalten, nutzen sie ein Online-Tool wie Trello oder Asana. Dort können alle sehen, wer gerade woran arbeitet und wie der Stand der Dinge ist. Wenn jemand Unterstützung braucht, kann das direkt im Tool oder im Chat angesprochen werden. So bleibt die Zusammenarbeit transparent und alle wissen, was zu tun ist.

Beispiel 2: Das Forschungsteam im Labor

In einem Forschungslabor sieht die Zusammenarbeit oft anders aus. Hier bringt jedes Teammitglied spezielle Fachkenntnis mit: Die eine Person ist Expertin für Datenanalyse, der andere kennt sich mit den Laborgeräten aus, ein Dritter ist für die Dokumentation zuständig. Die Aufgaben werden nicht einfach nach einem festen Plan verteilt, sondern je nach aktuellem Forschungsprojekt und den Stärken der Einzelnen. Oft gibt es intensive Diskussionen, wie ein Problem am besten gelöst werden kann. Manchmal entstehen dabei auch Konflikte, weil verschiedene Meinungen aufeinandertreffen. Aber gerade dieser Austausch kann dazu führen, die besten Lösungen zu finden.

Beispiel 3: Das Projektteam mit wechselnden Rollen
In manchen Teams wechseln die Rollen je nach Projekt. Zum Beispiel in einer Werbeagentur: Für einen großen Kunden übernimmt eine Mitarbeiterin die Projektleitung, beim nächsten Auftrag ist sie wieder für die kreative Idee zuständig. Die Teammitglieder müssen sich immer wieder neu abstimmen und flexibel auf die Anforderungen reagieren. Das klappt nur, wenn alle offen miteinander kommunizieren und bereit sind, Verantwortung zu übernehmen.

In Teams kommt es nicht nur darauf an, wie die Aufgaben offiziell verteilt sind. Insbesondere in selbstorganisierten Teams spielt es eine große Rolle, wie sich die Beziehungen zwischen den Teammitgliedern gestalten. Ist z. B. klar, wer für welche Entscheidungen zuständig ist? Oder gibt es immer wieder Unklarheiten, wer das letzte Wort hat? Manche Menschen arbeiten lieber kreativ und im Team, andere fühlen sich wohler, wenn sie eigenständig und strukturiert Aufgaben abarbeiten können. Aber vielleicht fühlt sich eine Person übergangen, weil ihre Ideen nicht gehört werden. Oder es gibt Missverständnisse, weil Aufgaben nicht klar verteilt sind. Dann kann die Zusammenarbeit ins Stocken geraten – auch wenn die Abläufe noch so gut geplant waren. Deshalb ist es wichtig, nicht nur auf die Organisation zu achten, sondern auch auf die persönlichen Beziehungen und die Kommunikation im Team. Ob im Marketing, im Labor oder in der Agentur: Teams benötigen klare Absprachen. Dennoch ist gute Zusammenarbeit nicht nur eine Frage von Regeln und Strukturen, sondern auch davon, wie die Menschen miteinander umgehen und sich aufeinander verlassen können.

4.1.3 Das Handlungssystem Individuum: Zwischen Position und Person

In jeder Organisation kommt es nicht nur auf die Strukturen und Teams an, sondern auch auf jede einzelne Person und ihre Position. Es macht einen großen Unterschied, wer eine bestimmte Aufgabe übernimmt – denn alle bringen eigene Erfahrungen, Fähigkeiten, Erwartungen und auch Unsicherheiten mit. Sowohl die Rolle als auch die Persönlichkeit prägen den Arbeitsalltag.

Beispiel 1: Der erfahrene Ingenieur im Großunternehmen

Ein Ingenieur arbeitet schon viele Jahre in einem großen Technologieunternehmen. Er kennt sich fachlich bestens aus, weiß, wie man komplexe Probleme löst, und hat schon viele Projekte erfolgreich abgeschlossen. Aber es geht nicht nur um sein Wissen: Vielleicht ist er jemand, der sehr viel Wert auf Genauigkeit legt und immer nach der besten Lösung sucht. Auch wenn es mal stressig wird, bleibt er ruhig und übernimmt viel Verantwortung für sein Team. Seine persönliche Einstellung – etwa dass er immer absolut zuverlässig sein will – beeinflusst, wie er arbeitet und wie andere ihn wahrnehmen.

Beispiel 2: Die junge Marketingspezialistin im Start-up

Eine junge Mitarbeiterin arbeitet in einem Start-up im Marketing. Sie bringt viele neue Ideen mit und ist sehr kreativ. Gleichzeitig spürt sie eine Unsicherheit, ob sie den hohen Erwartungen im Unternehmen gerecht werden kann. Sie möchte sich weiterentwickeln, Neues lernen und Verantwortung übernehmen. Ihre Motivation ist es, sich persönlich und beruflich zu verbessern – das treibt sie an, auch (sehr) schwierige Aufgaben anzugehen.

Beispiel 3: Die Quereinsteigerin im Kundenservice

Eine Quereinsteigerin hat vorher in einer ganz anderen Branche gearbeitet und ist nun im Kundenservice tätig. Sie bringt frische Perspektiven mit, muss sich aber erst in die neuen Abläufe einarbeiten. Vielleicht ist sie besonders empathisch und kann gut mit Menschen umgehen, hat aber noch Unsicherheiten bei technischen Fragen. Gleichzeitig tut sie sich schwer, offen Fragen zu stellen und um Hilfe zu bitten.

Was bedeutet das für die Organisation? Wenn Menschen sich gemäß ihren fachlichen Qualifikationen und Fähigkeiten einbringen und ihre Rolle ausfüllen, profitieren nicht nur sie selbst, sondern die ganze Organisation. Zugleich hat jede Person ihre eigenen Stärken, Wünsche und auch Ängste. Damit alle ihr Bestes geben können, ist es wichtig, dass die

Organisation diese persönlichen Unterschiede erkennt und anerkennt. Ein Arbeitsumfeld, das ebenfalls auf die Bedürfnisse und Stärken der Einzelnen eingeht, sorgt für Motivation und bessere Zusammenarbeit.

4.2 Handlungssysteme und ihre Zwecke

Die Organisation, die Teams und die Einzelnen müssen in Form einer konzertierten Aktion zum gemeinsamen Ziel beitragen. Damit das gelingt, ist die richtige Diagnose wichtig.

In jeder Organisation gibt es drei Ebenen, die zusammenwirken: die Organisation als Ganzes, die Teams und die einzelnen Mitarbeitenden. Diese Ebenen sind kein Selbstzweck – sie sollen gemeinsam dafür sorgen, dass die Organisation ihre Ziele erreicht. Das Ziel kann z. B. sein, möglichst viel Gewinn zu machen, die Kundenzufriedenheit zu steigern oder einen gesellschaftlichen Beitrag zu leisten.

Wo liegt das Problem?

Ein Unternehmen, das Elektroautos herstellt, will Marktführer werden (Organisationsziel). Dafür gibt es ein Entwicklungsteam, das neue Batterietechnologien erforscht (Teamziel). Innerhalb dieses Teams arbeitet die Ingenieurin Frau Z. daran, die Ladezeiten zu verkürzen (individuelles Ziel). Wenn nun Frau Z. Schwierigkeiten hat, kann das ein persönliches Problem sein – vielleicht fühlt sie sich überfordert oder ist unsicher in ihrer Rolle. Es kann aber auch sein, dass das ganze Team nicht gut zusammenarbeitet und Frau Z. nur diejenige ist, bei der die Probleme am deutlichsten sichtbar werden.

In einem Callcenter beschwert sich ein Mitarbeiter immer wieder über die Arbeitsbelastung. Die Führungskraft sollte nun prüfen: Liegt das Problem an der Person selbst (z. B. fehlende Stressbewältigungsstrategien), am Team (z. B. schlechte Aufgabenverteilung) oder an der Organisation (z. B. zu hohe Zielvorgaben)?

Bei beiden Beispielen muss genau hingeschaut werden, woran es liegt. Für Führungskräfte und Berater:innen ist es besonders wichtig, auf die unterschiedlichen Ebenen zu achten. Dazu wird das vertikale Drei-Säulen-Modell von Organisation – Team – Individuum mit dem horizontalen Modell der »triadischen Aufgabenstruktur« (Busse, 2024) von Führung und Beratung »gekreuzt« (siehe Abbildung 5): Infolgedessen geht es jeweils in allen drei Bereichen um je drei Fragestellungen: (1) Primäraufgabe: »Wozu?«, (2) Sekundäraufgabe: »Was genau?«, (3) Tertiäraufgabe: »Wer mit wem?«.

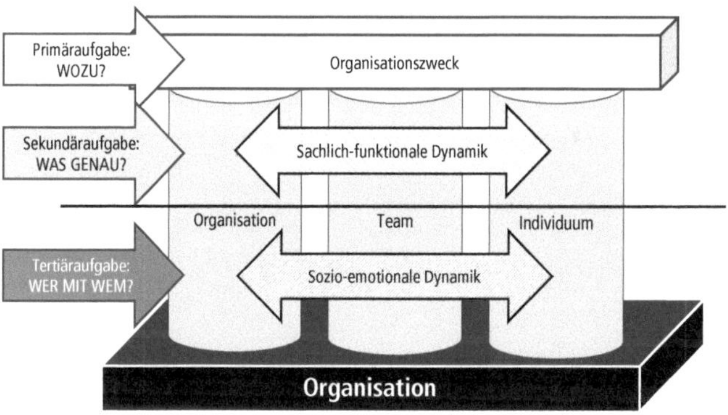

Abbildung 5: Die drei Handlungssysteme, ihre Zwecke und ihre Dynamik

Die erste Ebene: Wozu? (Primäraufgabe)

- *Wozu sind wir (die Organisation, das Team, das Individuum) da?*
- *Welchen Zweck erfüllen wir? Welches Ziel sollen wir erreichen?*

Beispiel: Ein Krankenhaus existiert, um Menschen zu heilen. Das OP-Team ist da, um Operationen durchzuführen. Die OP-Schwester sorgt dafür, dass alles steril und bereit ist.

Deutlich komplexer wird die Angelegenheit, wenn es nicht nur *einen* primären Zweck gibt, sondern *mehrere:* Manche Organisationen haben nicht nur ein Ziel, sondern müssen verschiedene Interessen unter einen Hut bringen. Ein Universitätsklinikum etwa muss

Patient:innen versorgen, Forschung betreiben, Studierende ausbilden und wirtschaftlich arbeiten. Das führt oft zu Zielkonflikten: Soll mehr Zeit in die Forschung oder in die Patientenversorgung gesteckt werden? Wie viel Geld darf ein neues Forschungsprojekt kosten? Oder ein Arzt des Universitätsklinikums muss entscheiden, ob er mehr Zeit für die Betreuung von Patient:innen oder für die Veröffentlichung seiner Studien aufwendet. Beide Aufgaben sind wichtig, aber manchmal widersprechen sie sich.

Um Probleme in Organisationen richtig zu erkennen und zu lösen, reicht es nicht, nur auf eine Ebene zu schauen. Es ist wichtig, immer zu fragen: Wozu gibt es diese Organisation, dieses Team, diese Position? Was genau soll getan werden? Und wie arbeiten die Menschen zusammen? Nur so kann man gezielt an den richtigen Stellschrauben drehen und die Organisation erfolgreich machen.

Die zweite Ebene: Was genau? (Sekundäraufgabe)

- *Welche Aufgaben, Positionen, Rollen sind zu bekleiden?*
- *Wie funktional ist das alles aufeinander abgestimmt?*

Nachdem wir uns gefragt haben, »wozu« es eine Organisation, ein Team oder eine bestimmte Position gibt, geht es auf der nächsten Ebene um das »Was genau?«.

Praktisches Beispiel

Stellen wir uns wieder ein Krankenhaus vor. Die Primäraufgabe ist klar: Patient:innen versorgen. Doch damit das klappt, muss genau geregelt sein, wer was macht. Wer ist für die Aufnahme zuständig? Wer führt die Operationen durch? Wer kümmert sich um die Nachsorge? Wer plant die Schichten und wer springt ein, wenn jemand krank ist? All das sind typische Sekundäraufgaben.

Gerade wenn viele Menschen zusammenarbeiten, ist es wichtig, dass alle Aufgaben und Rollen gut aufeinander abgestimmt sind. Hier herrscht eine »sachlich-funktionale Strukturlogik« vor. In einer großen Organisation müssen Dienstpläne, Urlaubszeiten, Raumbelegungen und Vertretungen genau geplant werden. Sonst kommt es schnell zu Chaos: Wenn zwei Teams denselben Besprechungsraum gebucht haben oder niemand weiß, wer heute die Teamleitung übernimmt, leidet die Arbeit.

Beispiel aus dem Büroalltag
In einem Projektteam gibt es verschiedene Rollen: Eine Person leitet das Team, eine andere schreibt das Protokoll, jemand ist für die Kommunikation mit anderen Abteilungen zuständig. Wenn diese Aufgaben nicht organisiert oder klar verteilt sind, bleiben wichtige Infos auf der Strecke oder Aufgaben werden doppelt gemacht.

Damit alle dies funktioniert, gibt es Organigramme, Stellenbeschreibungen und klare Regeln, wer wem was mitteilt. Das sorgt für Übersicht und Kontrolle. Aber: Je mehr Regeln und Dokumentationspflichten es gibt, desto mehr Zeit und Energie müssen die Mitarbeitenden für Verwaltung und Organisation aufwenden: Formulare ausfüllen, Listen führen und Berichte schreiben. Wenn der bürokratische Aufwand zu groß wird, bleibt weniger Zeit für die eigentliche Arbeit.

Die Sekundäraufgabe sorgt dafür, dass im Alltag alles rund läuft. Sie regelt *sachlich,* wer was macht und wie die Zusammenarbeit formell *funktioniert.* Aber sie braucht das richtige Maß: Zu wenig Struktur führt zu Chaos, zu viel Bürokratie bremst die Motivation. Die Kunst liegt darin, die Aufgaben und Rollen so zu organisieren, dass alle wissen, was zu tun ist – ohne dass der Papierkram überhandnimmt.

Die dritte Ebene: Wer mit wem? (Tertiäraufgabe)

- *Wie gestaltet sich die Beziehungsebene?*
- *Wer kann was gut? Wer kann mit wem gut? Wie geht es den Personen?*

Nachdem wir geklärt haben, was das Ziel ist (Primäraufgabe) und wie die Aufgaben verteilt sind (Sekundäraufgabe), geht es jetzt um die

Frage: Wie arbeiten die Menschen eigentlich miteinander? Hier spielen sozio-emotionale Faktoren, wie soziale und emotionale Kompetenz, Empathie oder individuelle Konfliktfähigkeit, eine zentrale Rolle.

In jedem Team treffen verschiedene Persönlichkeiten aufeinander – mit eigenen Erwartungen, Sorgen, Hoffnungen und manchmal auch Ängsten. Manche verstehen sich auf Anhieb, andere tun sich schwer miteinander. Es gibt Missverständnisse, unterschiedliche Meinungen oder auch mal kleine Konflikte. Das ist ganz normal und gehört zum Arbeitsalltag dazu.

Praktische Beispiele

In einem Krankenhausteam gibt es Ärztinnen, Pfleger, Verwaltungskräfte und Reinigungspersonal. Auch wenn alle wissen, was zu tun ist, läuft es nicht immer rund. Vielleicht gibt es Spannungen zwischen zwei Kollegen, weil sie unterschiedliche Arbeitsstile haben. Oder eine neue Mitarbeiterin fühlt sich noch nicht richtig integriert. Solche Dinge beeinflussen die Zusammenarbeit oft mehr, als man denkt.

In einem Projektteam arbeitet ein erfahrener Kollege mit einer Berufseinsteigerin zusammen. Der eine ist sehr direkt, die andere eher zurückhaltend. Anfangs gibt es Missverständnisse, weil sie sich nicht traut, Fragen zu stellen. Erst als die Teamleitung ein Gespräch anregt, bessert sich die Zusammenarbeit.

Oft spielen Dinge eine Rolle, die man nicht sofort sieht: Alter, Herkunft, Berufserfahrung, aber auch persönliche Einstellungen, Werte und Gewohnheiten. Manche sind Teamplayer, andere arbeiten lieber für sich. Manche sind morgens topfit, andere erst am Nachmittag. Auch diese »unsichtbaren« Faktoren beeinflussen, wie gut ein Team funktioniert.

Das Eisbergmodell als eine weitere Illustration

Wie in Abbildung 5 sichtbar, befindet sich die Tertiärebene der »sozio-emotionalen Dynamik« in der unteren/tieferen Hälfte des Modells.

Sicherlich ist Ihnen das Eisbergmodell vertraut. Wenn man über das ganze Bild einen Eisberg legen würde, könnte man in der oberen Hälfte die sachlich-funktionale Ebene mit Aufgaben und Strukturen sehen (Sekundäraufgabe), aber dann kommt auch schnell die Wasserlinie und unter der Wasseroberfläche liegt die sozio-emotionale Ebene (Tertiäraufgabe), in der Gefühle, Einstellungen und Beziehungen wirksam sind. Diese sind schwerer zu greifen, aber sie bestimmen maßgeblich, wie motiviert und engagiert die Menschen sind.

Gerade auf dieser Beziehungsebene steckt viel Potenzial: Wenn sich die Teammitglieder wohlfühlen, sich gegenseitig unterstützen und wertschätzen, steigt die Motivation und die Arbeit macht mehr Spaß. Umgekehrt können ungelöste Konflikte oder schlechte Stimmung die beste Organisation ausbremsen.

Bei der Tertiäraufgabe dreht es sich um das persönliche Befinden, der Mitarbeitenden und die Fähigkeit des Teams zum Miteinander. Dieser Bereich ist nicht so leicht mit Regeln oder Checklisten zu steuern wie die Aufgabenverteilung, aber entscheidet oft darüber, ob ein Team wirklich erfolgreich ist. Führungskräfte und Teams sollten deshalb immer auch ein Auge auf die Beziehungen und das Klima im Team haben – denn hier liegt der Schlüssel für echte Begeisterung und Engagement.

4.3 Diagnoseprozess und Intervention

Wie läuft nun eine »Gesamtdiagnose« ab? Kehren wir noch einmal zu der typischen Beratungsanfrage zu Beginn dieses Kapitels zurück, gemäß der sich Frau Y. unkollegial und unkooperativ verhält und ihr Verhalten als nicht teamfähig beschrieben wird. Grundsätzlich kann eine Führungskraft die nachfolgende Analyse allein durchführen, besser ist es aber oft, sich Unterstützung von außen zu holen – z. B. durch einen Coach. Manchmal ist es auch sinnvoll, das ganze Team einzubeziehen, etwa im Rahmen einer gemeinsamen Reflexion oder einer Retrospektive.

Das Bild des Kompasses

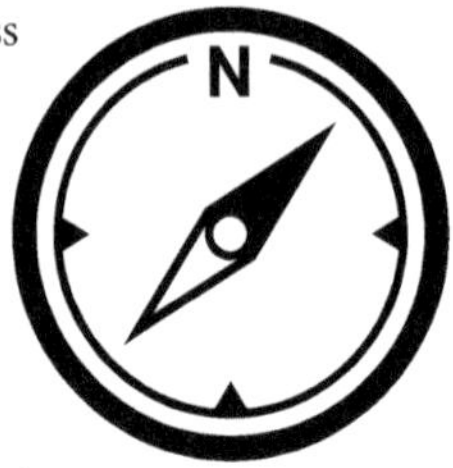

Was hat dieses Modell nun mit einem Kompass zu tun? So wie man mithilfe eines Kompasses die vier Himmelsrichtungen erkennen kann, so kann man mithilfe des Diagnosekompasses sechs Bereiche ansteuern. Der Kompass weist dabei nicht in die *richtige* Richtung, aber er kann Orientierung geben, damit wir wissen, »wo« das Problem verortet werden kann.

Das Ziel innerhalb eines Coaching-Prozesses, einer Teamentwicklung oder auch im Rahmen kollegialer Beratung besteht darin, durchzuspielen, welches Konflikt-, aber auch Lösungspotenzial innerhalb jedes einzelnen Feldes möglich und wahrscheinlich ist. Es gilt zu prüfen, an welcher Stelle eine Intervention wirksam und erfolgversprechend ist.

Erläuterungen zum vereinfachten Modell

Um das Modell praxisnah und leicht anwendbar zu gestalten, werden folgende Anpassungen vorgenommen:

1. Im Fokus stehen die drei Handlungssysteme: Organisation, Team, Individuum.
2. Jedes dieser Systeme hat zwei Seiten: eine sachlich-funktionale (oben) und eine sozio-emotionale (unten).
3. Für die obere Hälfte (sachlich-funktional) fragt man: »Welcher Zweck soll hier erfüllt werden und wie ist das organisiert?« Für die untere Hälfte (sozio-emotional) fragt man: »Wie läuft es auf der Beziehungsebene?«

Hieraus ergeben sich sechs Felder, die man der Reihe nach diagnostizieren kann (siehe Abbildung 6):

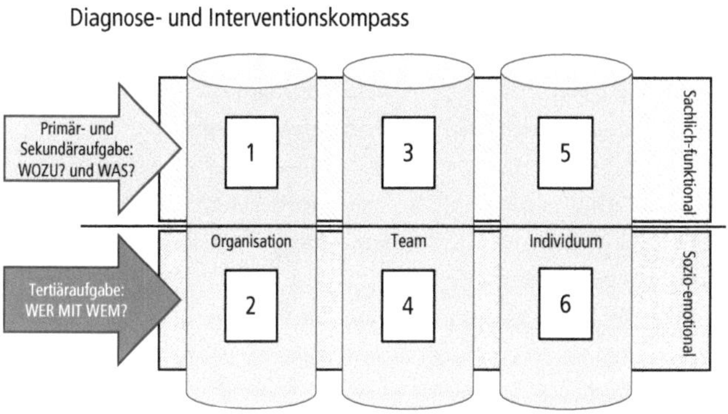

Abbildung 6: Die sechs Felder des Diagnose- und Interventionskompasses

Wichtige Anmerkung

Der Diagnose- und Interventionskompass ist ein praktisches Hilfsmittel, um Probleme zu erkennen und Lösungen zu finden – auch wenn nicht alle Infos auf dem Tisch liegen. Das Modell ist bewusst einfach gehalten, damit man schnell ins Handeln kommt.

Wichtig ist aber: Auch wenn man die sechs Felder einzeln betrachtet, hängen sie in der Realität immer zusammen. Man kann sie nicht wie einzelne Ersatzteile austauschen oder einfach nacheinander »abarbeiten«. Sie beeinflussen sich gegenseitig – wie bei einem Mobile: Wenn man an einer Stelle etwas verändert, bewegt sich das ganze System mit. Das ist manchmal herausfordernd, aber auch eine Chance: Egal, wo man ansetzt, es wird immer Auswirkungen auf das große Ganze haben.

4.3.1 Die Organisation in den Fokus nehmen

Zu Beginn der Diagnose kann es aufschlussreich sein, wenn man sich die organisationale Gesamtsituation als »großes Ganzes« vor Augen führt.

Feld 1: Die formale Seite der Organisation

Wofür gibt es die Organisation eigentlich? Ist das Ziel für alle klar und verständlich – oder gibt es vielleicht sogar widersprüchliche Erwartungen und mehrere »Baustellen« gleichzeitig?

Wie ist die Organisation aufgebaut? Passen die Strukturen zu den Aufgaben? Gibt es gerade große Herausforderungen wie einen Wechsel in der Führung, eine Umstrukturierung, neue Projekte oder Veränderungen im Team?

In diesem Feld geht es vor allem darum, wie die Organisation offiziell organisiert ist – also um die Strukturen, Prozesse und Zuständigkeiten.

Feld 2: Die informale Seite der Organisation – Organisationskultur

Wie sieht es mit dem Miteinander auf der Organisationsebene aus? Hier geht es um die Organisationskultur: Welche ungeschriebenen Regeln gibt es? Wie werden Aufträge geklärt? Wie läuft die Kommunikation ab – offen und ehrlich oder eher zurückhaltend?

Wie geht die Organisation mit schwierigen Situationen um, z. B. mit Krisen, Reputationsproblemen oder internen Konflikten? Gibt es klare Werte und Leitbilder, an denen sich alle orientieren?

Kurz gesagt: Wie fühlt sich die Kultur in der Organisation an und wie wird sie im Alltag gelebt?

Was tun mit den Ergebnissen?

Die Erkenntnisse aus dieser Analyse der Organisationsebene bedeuten nicht, dass man sofort die Geschäftsleitung informieren muss. Viel wichtiger ist die Frage: Was kann ich mit dem, was ich herausgefunden habe, in meinem eigenen Handlungsspielraum tun? Wo kann ich ansetzen, was ist möglich – und was vielleicht (noch) nicht?

4.3.2 Eine Gruppierung in den Fokus nehmen

Nachdem man sich einen Überblick über die gesamte Organisation verschafft hat, richtet sich der Fokus nun auf die konkrete Gruppe, in der das Problem auftritt. Das kann ein festes Team, eine Abteilung oder auch eine temporäre Projektgruppe sein. Wichtig ist, genau zu klären, in welchem Rahmen die betroffene Person – z. B. Frau Y. – unterwegs ist.

Feld 3: Zusammenarbeit und Aufgabenverteilung im Team

Zuerst sollte man gemeinsam klären: Wofür gibt es das Team oder die Abteilung eigentlich? Ist der Auftrag für alle klar oder gibt es unterschiedliche Vorstellungen?

Danach lohnt sich ein genauer Blick auf die Organisation der Zusammenarbeit: Wie sind Aufgaben und Rollen verteilt? Gibt es klare Verantwortlichkeiten? Wie werden Führungsaufgaben wahrgenommen, wie werden Entscheidungen getroffen? Wie geht das Team mit Engpässen, Konflikten oder neuen Herausforderungen um?

Die zentrale Frage lautet: Wie gelingt es uns auf sachlich-funktionaler Ebene als Team, die Arbeit zu koordinieren und die verschiedenen Rollen sinnvoll zusammenzubringen? Wo läuft es rund, wo gibt es Reibungspunkte?

Feld 4: Das Miteinander und die Gruppendynamik

Auf der Beziehungsebene geht es darum, wie das Team als soziales Gefüge »gruppendynamisch« funktioniert: Wer arbeitet mit wem gut zusammen? Wo gibt es Ausgrenzung und Außenseiter:innen? Gibt es Grüppchenbildung, Machtfragen oder unausgesprochene Konflikte?

Hier schaut man auf Themen wie Zugehörigkeit, Ausgrenzung, informelle Regeln, Werte und das »Wir-Gefühl« im Team. Wie stark ist der Zusammenhalt? Wie werden neue Mitglieder aufgenommen? Gibt es ein gemeinsames Ethos oder eher Einzelkämpfer:innen?

Ziel ist es, zu verstehen, wie die sozio-emotionale Stimmung im Team ist und welche Dynamiken das Miteinander prägen.

Was heißt das für die Praxis?

Die Analyse auf Teamebene hilft, gezielt bei der Zusammenarbeit anzusetzen: Vielleicht braucht es auf sachlich-funktionaler Ebene mehr Klarheit über Aufgaben und Rollen, vielleicht aber auch sozio-emotionale Maßnahmen zur Stärkung des Teamgeists oder zur Klärung von Konflikten. Wichtig ist, die Mitglieder in diesen Prozess aktiv miteinzubeziehen – z. B. durch Teamworkshops, gemeinsame Reflexionen oder moderierte Gespräche. So können Lösungen gemeinsam entwickelt und Veränderungen nachhaltig angestoßen werden.

4.3.3 Das Individuum im Fokus

Wenn es um einzelne Personen geht, ist es wichtig, nicht vorschnell Schuldzuweisungen zu machen. Oft ist die Situation komplexer: Vielleicht gibt es einen Konflikt zwischen zwei Mitarbeitenden oder vielleicht ist es ja auch nicht das Teammitglied, das Schwierigkeiten macht, sondern die Führungskraft, die »einzeln« angeschaut werden sollte. In jedem Fall lohnt es sich, die folgenden beiden Bereiche für jede betroffene Person separat genauer anzuschauen und gemeinsam mit der betreffenden Person in den Austausch zu kommen.

Feld 5: Rolle, Aufgaben und Kompetenzen klären

Zuerst sollte gemeinsam geklärt werden: Weiß die Person genau, was von ihr erwartet wird? Sind ihre Aufgaben und Verantwortlichkeiten klar definiert? Wer gibt ihr Feedback und wie wird ihre Arbeit überprüft? Es ist auch wichtig zu schauen, ob die Person die nötigen Qualifikationen und Kompetenzen für ihre Aufgaben mitbringt. Gibt es vielleicht Weiterbildungsbedarf? Passt die aktuelle Rolle zu ihren Fähigkeiten und Zielen?

Hier kann es helfen, gemeinsam eine Standortbestimmung zu machen: Wo steht die Person gerade? Welche Stärken bringt sie mit, wo gibt es Entwicklungspotenzial?

Mögliche Interventionen: Klärungsgespräche zu Aufgaben und Erwartungen führen. Feedback- und Entwicklungsgespräche anbieten.

Fort- und Weiterbildungen ermöglichen. Mentoring oder Coaching zur Unterstützung anbieten.

Feld 6: Persönliche Situation und Befinden

In diesem Bereich geht es um die persönliche Seite: Wie geht es der Person emotional? Fühlt sie sich sicher und akzeptiert? Gibt es Ängste, Überforderung oder Unsicherheiten? Auch Themen wie Motivation, Selbstvertrauen, Umgang mit Stress oder persönliche Krisen spielen hier eine Rolle. Welche Einstellung hat die Person zu ihrer Arbeit? Gibt es vielleicht private Belastungen, die sich auswirken?

Mögliche Interventionen: Offene, wertschätzende Gespräche anbieten, in denen die Person ihre Sicht schildern kann. Unterstützung bei der Stressbewältigung oder im Umgang mit Belastungen anbieten (z.B. durch Coaching, Supervision oder externe Beratung). Möglichkeiten zur Reflexion und Selbstfürsorge schaffen (z.B. durch regelmäßige Check-ins, Gesundheitsangebote). Bei Bedarf professionelle Hilfe vermitteln (z.B. betriebliche Sozialberatung).

Wichtig: Gerade auf dieser Ebene ist Sensibilität gefragt. Es sollte nichts über die Köpfe der Betroffenen hinweg entschieden werden. Die Privatsphäre und das persönliche Empfinden müssen respektiert werden. Veränderungen sollten immer gemeinsam mit der betroffenen Person besprochen und gestaltet werden.

4.4 Fazit: Intervenieren – was heißt das in der Praxis?

Nachdem man sich mithilfe des Diagnose- und Interventionskompasses einen Überblick über die Situation und die Zusammenhänge verschafft hat, stehen verschiedene Wege offen, um aktiv zu werden. Jetzt ist es an der Beratungs- oder Führungsperson, zu entscheiden, ob sie auf der Gruppen- oder Individualebene ansetzt – und ob sie eher an den sachlichen Strukturen oder an den zwischenmenschlichen Prozessen arbeitet. Die zwei Wege der Intervention lauten:

Strukturell (sachlich-funktional):

Hier geht es um klare Aufgaben, Rollen, Abläufe oder Regeln. Ziel ist es, schnell für mehr Klarheit und Funktionalität zu sorgen.

Beispiele: Aufgaben neu verteilen, Verantwortlichkeiten klären, Prozesse anpassen, Fortbildungen anbieten.

Prozessorientiert (sozio-emotional):

Hier steht das Miteinander im Mittelpunkt. Es geht darum, wie im Sinne einer Gruppe personenorientiert kommuniziert wird, wie Konflikte gelöst werden und wie das Team zusammenarbeitet.

Beispiele: Teamworkshops, moderierte Feedbackrunden, Reflexionsgespräche, gemeinsame Bearbeitung von Konflikten.

Worauf kommt es an?

- Betroffene einbinden! Besonders bei prozessorientierten Interventionen ist es wichtig, das Team oder die betroffenen Personen aktiv einzubeziehen. Das kann anfangs verunsichern, ist aber entscheidend, damit nachhaltige Veränderungen entstehen.
- Selbstorganisation fördern: Ziel ist es, dass das Team selbst erkennt, wie es arbeitet, wo es hakt und wie es sich weiterentwickeln kann. Die Beratungs- oder Führungsperson begleitet diesen Prozess, gibt Impulse und sorgt für einen sicheren Rahmen.
- Verstehen vor Handeln: Bevor Maßnahmen gesetzt werden, sollte gemeinsam verstanden werden, wie die Situation entstanden ist und welche Muster dahinterstecken. Erst dann werden Lösungen entwickelt, die wirklich passen.

Die Methode der Gruppendynamik:

- Statt schnelle Lösungen »von außen« vorzugeben, wird gemeinsam mit dem Team erforscht, wie es funktioniert, wo Stärken und Schwächen liegen und wie die Zusammenarbeit verbessert werden kann.
- Das Team muss lernen, seine eigenen Denk- und Handlungsmuster zu erkennen und zu hinterfragen. So wird es handlungsfähiger und kann auch mit komplexen Herausforderungen besser umgehen.

Zentrale Annahmen für Interventionen bei Selbstorganisation:

- Das wichtigste Ziel ist, die Selbstorganisationsfähigkeit der Gruppe zu stärken oder zu erhalten.
- Interventionen können entweder strukturell (an Aufgaben, Abläufen, Regeln) oder prozessorientiert (an Kommunikation, Beziehungen, Dynamiken) ansetzen – je nachdem, was gerade gebraucht wird.
- Eine gelungene Intervention ist keine »Patentlösung von außen«, sondern ein gemeinsamer Prozess, bei dem das Team lernt, sich selbst besser zu verstehen und zu steuern. Die Beratungs- oder Führungsperson begleitet, stellt Fragen, gibt Impulse – und sorgt dafür, dass die Gruppe ihre eigenen Lösungen entwickelt.

Kapitelrückblick

- In Kapitel 4.1 »Darstellung des Grundmodells« wird das zentrale Modell vorgestellt, das als Kompass für Diagnose und Intervention dient. Es wird erklärt, wie die einzelnen Elemente zusammenwirken und wie das Modell als praktisches Werkzeug im Alltag genutzt werden kann.
- In Kapitel 4.2 »Handlungssysteme und ihre Zwecke« geht es darum, wie verschiedene Handlungssysteme innerhalb einer Organisation funktionieren und welche Ziele sie verfolgen. Das Kapitel zeigt auf, warum es wichtig ist, die unterschiedlichen Ebenen und Aufgaben zu unterscheiden, um gezielt und wirksam eingreifen zu können.
- Das Kapitel 4.3 »Diagnoseprozess und Intervention« führt Schritt für Schritt durch den Diagnoseprozess und zeigt auf, wie daraus passende Interventionen abgeleitet werden können. Es enthält konkrete Hinweise, wie Probleme erkannt, Zusammenhänge verstanden und Veränderungen gezielt angestoßen werden können.
- Im Fazit 4.4 »Intervenieren – was heißt das in der Praxis?« wird zusammengefasst, was eine Intervention in der Praxis wirklich bedeutet. Dies bietet einen kompakten Überblick über die wichtigsten Prinzipien und zeigt auf, wie Interventionen wirksam und nachhaltig gestaltet werden können.

Schluss: Selbstorganisation als Schlüssel für nachhaltigen Erfolg

Die Arbeitswelt befindet sich in einem tiefgreifenden Wandel. Organisationen stehen heute vor der Herausforderung, nicht nur effizient und zielgerichtet zu arbeiten, sondern auch die Potenziale und das Engagement ihrer Mitarbeitenden bestmöglich zu entfalten. Die klassische Vorstellung, dass Führung vor allem durch Kontrolle, Anreize und klare Vorgaben funktioniert, stößt dabei zunehmend an ihre Grenzen. Die Komplexität moderner Arbeitszusammenhänge, die Vielfalt der Aufgaben und die Dynamik der Märkte verlangen nach neuen Formen der Zusammenarbeit – und nach einer anderen Haltung gegenüber den Menschen, die in Organisationen wirken.

Im Zentrum dieses Buches stand daher die Frage, wie Selbstorganisation in Teams und Gruppen gefördert werden kann. Wir haben gesehen, dass Selbstorganisation weit mehr ist als ein Modewort oder ein kurzfristiger Trend. Sie ist vielmehr ein grundlegendes Prinzip, das es Teams ermöglicht, flexibel, eigenverantwortlich und im Sinne gemeinsamer Ziele zu handeln. Selbstorganisation bedeutet, dass Mitarbeitende nicht nur »ausführen«, sondern aktiv mitgestalten, Verantwortung übernehmen und sich mit ihrer Arbeit identifizieren.

Die Voraussetzungen für Selbstorganisation

Selbstorganisation entsteht nicht von selbst. Sie braucht einen klaren Rahmen, in dem sie sich entfalten kann. Klare Strukturen, transparente Ziele und eine offene Kommunikation sind ebenso wichtig wie das Vertrauen in die Fähigkeiten der Mitarbeitenden. Führungskräfte sind dabei nicht überflüssig – im Gegenteil: Sie wandeln sich von »Vorgesetzten« zu »Rahmengeber:innen«, zu Coaches und Unterstützer:innen, die Orientierung bieten, Entwicklung ermöglichen und Hindernisse aus dem Weg räumen.

Ein zentrales Ergebnis der Betrachtungen ist, dass Selbstorganisation immer ein Balanceakt ist: zwischen Freiheit und Verantwortung, zwischen Struktur und Flexibilität, zwischen individueller Entfaltung und gemeinsamer Zielorientierung. Es gibt keine Patentrezepte, keine einfachen Lösungen. Sowohl Teams als auch Organisationen müssen ihren jeweils eigenen Weg finden – und dabei immer wieder innehalten, reflektieren und nachjustieren.

Die Bedeutung von Reflexion und Feedback

Ein roter Faden, der sich durch alle Kapitel dieses Buches zieht, ist die Bedeutung von Reflexion und Feedback. Teams, die sich selbst organisieren wollen, müssen lernen, sich selbst zu beobachten, ihre Muster zu erkennen und offen über Schwierigkeiten und Konflikte zu sprechen. Nur so können sie ihre Zusammenarbeit kontinuierlich verbessern und auf Veränderungen reagieren.

Die gruppendynamische Methode, die vorgestellt wurde, bietet hierfür einen wertvollen Ansatz. Sie lädt dazu ein, nicht vorschnell Lösungen »von außen« zu suchen, sondern gemeinsam zu erforschen, wie die Gruppe funktioniert, wo ihre Stärken und Schwächen liegen und wie sie sich weiterentwickeln kann. Die Beratungs- oder Führungsperson wird dabei zur Begleitperson, die Impulse gibt, Fragen stellt und einen sicheren Rahmen für Lern- und Entwicklungsprozesse schafft.

Interventionen als Impulse zur Selbststeuerung

Es wurde aufgezeigt, dass Interventionen auf unterschiedlichen Ebenen ansetzen können: strukturell (an Aufgaben, Abläufen, Rollen) oder prozessorientiert (an Kommunikation, Beziehungen, Dynamiken). Entscheidend ist, dass Interventionen nicht als »Reparaturmaßnahmen« verstanden werden, sondern als Impulse, die das Team dabei unterstützen, sich selbst zu steuern und weiterzuentwickeln.

Dabei gilt: Nicht die Beratungs- oder Führungsperson muss alles verstehen und lösen – sondern das Team selbst wird zum Adressaten des Veränderungsprozesses. Erst wenn das Team seine eigenen Denk- und Handlungsmuster erkennt und gemeinsam bearbeitet, können nachhaltige Veränderungen entstehen.

Die Rolle der Führung in selbstorganisierten Teams

Führung bleibt auch in selbstorganisierten Teams wichtig – sie verändert nur ihre Gestalt. Führungskräfte sind gefordert, Vertrauen zu schenken, Verantwortung zu teilen und Entwicklung zu ermöglichen. Sie schaffen die Voraussetzungen dafür, dass Selbstorganisation gelingen kann: durch klare Kommunikation, durch das Setzen von Rahmenbedingungen und durch die Förderung einer offenen, lernbereiten Kultur.

Gleichzeitig müssen sie bereit sein, Kontrolle abzugeben und Unsicherheiten auszuhalten. Selbstorganisation ist kein Selbstläufer – sie braucht Zeit, Geduld und die Bereitschaft, Fehler als Lernchancen zu begreifen.

Ausblick: Selbstorganisation als Lernprozess

Selbstorganisation ist kein Ziel, das man einmal erreicht und dann abhaken kann. Sie ist ein fortlaufender Lernprozess, der immer wieder neue Fragen aufwirft und Anpassungen erfordert. Teams und Organisationen, die sich auf diesen Weg machen, werden nicht immer sofort »perfekt« funktionieren – aber sie gewinnen an Flexibilität, Innovationskraft und Resilienz.

Die Beispiele und Methoden in diesem Buch sollen Mut machen, diesen Weg zu gehen. Sie zeigen, dass es möglich ist, auch in komplexen und herausfordernden Situationen gemeinsam Lösungen zu finden – wenn man bereit ist, sich auf den Prozess einzulassen, offen zu kommunizieren und Verantwortung zu teilen.

Abschließende Gedanken

Die Förderung von Selbstorganisation ist eine Investition in die Zukunftsfähigkeit von Organisationen. Sie stärkt nicht nur die Motivation und das Engagement der Mitarbeitenden, sondern macht Teams widerstandsfähiger gegenüber Veränderungen und Krisen. Sie eröffnet neue Möglichkeiten der Zusammenarbeit und schafft Raum für Kreativität und Innovation.

Am Ende dieses Buches bleibt die Einladung, Selbstorganisation nicht als fertiges Konzept zu verstehen, sondern als eine Haltung, die gelebt und immer wieder neu gestaltet werden will. Es lohnt sich, diesen Weg gemeinsam zu gehen – für die Menschen in den Organisationen und für den nachhaltigen Erfolg der Organisation selbst.

Literatur

Amann, A. (2023). Das gruppendynamische Feld. Struktur – Dynamik – Prozess – Praxis. Wiesbaden: Springer.

Arendt, H. (1981). Vita activa oder Vom tätigen Leben. München: Piper.

Arendt, H. (1990). Macht und Gewalt. München: Piper.

Benjamin, W. (1963): Das Kunstwerk im Zeitalter seiner technischen Reproduzierbarkeit. Frankfurt a. M.: Suhrkamp.

Brinkmann, B. J., Schattenhofer, K. (2022). Erfolgreiche Teams in der Selbstorganisation. Sechs Aufgaben, damit Teams arbeitsfähig werden – und welche Rolle Führung dabei spielt. München: Vahlen.

Budziat, R., Kuhn, H. R. (2021). Gruppen und Teams professionell beraten und leiten. Handbuch Gruppendynamik für die systemische Praxis. Göttingen: Vandenhoeck & Ruprecht.

Busse, S. (2024). Die triadische Aufgabenstruktur professioneller Teams. In S. Busse, G. Ehlert, R. Becker-Lenz, S. Müller-Hermann (Hrsg.), Professionelles Handeln in und von Teams (S. 71–98). Edition Professions- und Professionalisierungsforschung, Bd. 16. Wiesbaden: VS Springer.

Coleman, J. S. (1991). Grundlagen der Sozialtheorie. Bd. 1: Handlungen und Handlungssysteme. München: Oldenbourg.

Foerster, H. von (1985). Über selbst-organisierende Systeme und ihre Umwelten. In H. von Foerster, Sicht und Einsicht. Versuche zu einer operativen Erkenntnistheorie (S. 115–130). Braunschweig: Vieweg.

Foerster, H. von (1993). KybernEthik. Berlin: Merve.

Geramanis, O. (2020). Zusammenarbeit 5.0 – die kooperative Dimension der neuen Arbeitswelt. In O. Geramanis, S. Hutmacher (Hrsg.), Der Mensch in der Selbstorganisation – Kooperationskonzepte für eine dynamische Arbeitswelt (S. 3–25). Wiesbaden: Springer Gabler.

Geramanis, O. (2021). Diagnose und Intervention – Beratung zwischen Fachexpertise und Prozessdynamik. In O. Geramanis, S. Hutmacher, L. Walser (Hrsg.), Kooperation in der digitalen Arbeitswelt. Verlässliche Führung in Zeiten virtueller Kommunikation (S. 389–408). Wiesbaden: Springer.

Geramanis, O. (2023). Das Basler-Vertrauensmodell. In A. Orthey, S. Laske, M. Schmid (Hrsg.), PersonalEntwickeln (Losebl.). Vol. 295, 6.244 (S. 1–26). Deutscher Wirtschaftsdienst, Köln.

Geramanis, O. (2024). Diagnose- und Interventionskompass. Konfliktdynamik, 13. Jg., Heft 4, 303–306.

Geramanis, O. (2025). Mini-Handbuch Gruppendynamik (3. Aufl.). Weinheim: Beltz.

Geramanis, O., Hutmacher, S. (Hrsg.) (2020). Der Mensch in der Selbstorganisation – Kooperationskonzepte für eine dynamische Arbeitswelt. Wiesbaden: Springer Gabler.

Göbel, E. (1998). Theorie und Gestaltung der Selbstorganisation. Berlin: Duncker & Humblot. Betriebswirtschaftliche Forschungsergebnisse, Band 111.

Granovetter, M. S. (1973). The strength of weak ties. American Journal of Sociology, 78(6), 1360–1380.

Harari, Y. N. (2018). Homo Deus – eine Geschichte von Morgen. München: C. H. Beck.

Hartmann, N. (1962). Ethik (4. Aufl.). Berlin: De Gruyter.

Heintel, P. (2006). Über drei Paradoxien der T-Gruppe: Agieren versus Analysieren/Gefühl versus Begriff/Intensität versus Ende. In P. Heintel (Hrsg.), betrifft: TEAM. Dynamische Prozesse in Gruppen (S. 191–250). Wiesbaden: VS Verlag.

Heintel, P. (2008). Über Philosophie und Gruppendynamik (ein historisch, zufälliger Zusammenhang?) Manuskript, Klagenfurt, 08.02.2008, S. 1–38. Später erschienen unter: Heintel, P. (2010): Über Philosophie und Gruppendynamik. In B. Pesendorfer (Hrsg.), Wissenschaft – Freiheit – Konsens. Festschrift Gerhard Schwarz zum 70. Geburtstag (S. 15–41). Wien: Löcker.

Kette, S. (2025). Organisationale Ambivalenzen individueller Engagementdosierungen. Von High-Performern und Störenfrieden. In O. Geramanis, S. Hutmacher, L. Walser (Hrsg.), Verspielte Freiheit in Organisationen. In Autonomie und Verantwortung Zukunft gestalten (S. 219–234). Wiesbaden: Springer Gabler.

Kühl, S. (2011). Organisationen. Eine sehr kurze Einführung. Wiesbaden: VS Verlag.

Kühl, S. (2021). Die folgenreiche Verwechslung von Teams, Cliquen und Gruppen. Zu unterschiedlichen Formen der Systembildung von Organisationen. Gruppe. Interaktion. Organisation. Zeitschrift für Angewandte Organisationspsychologie, 52, 417–434.

Lewin, K. (1947). Frontiers in Group Dynamics. Human Relations, 1 (2), 143–153. doi: 10.1177/001872674700100201

Lewin, K. (1963): Feldtheorie in den Sozialwissenschaften. Ausgewählte theoretische Schriften. Hrsg. Dorwin Cartwright. (Ins Deutsche übertragen von A. Lang und W. Lohr). Bern.

Luhmann, N. (1982). Autopoiesis, Handlung und kommunikative Verständigung. Zeitschrift für Soziologie, 11 (4), 366–379.

Luhmann, N. (1984). Soziale Systeme. Grundriss einer allgemeinen Theorie. Frankfurt a. M.: Suhrkamp.

Luhmann, N. (2000). Organisation und Entscheidung. Opladen/Wiesbaden: Westdeutscher Verlag.

Luhmann, N. (2012). Macht im System. Berlin: Suhrkamp.

Maturana, H. R., Varela, F. J. (1987). Der Baum der Erkenntnis. Die biologischen Wurzeln des menschlichen Erkennens. Bern u. a.: Scherz.
Maxwell, J. C. (2002). Teamwork makes the dream work. Nashville (Tenn.): J. Countryman.
Menning, H. (2020). Selbstorganisation in sozialen Systemen. In K. Viol, H. Schöller, W. Aichhorn (Hrsg.), Selbstorganisation – ein Paradigma für die Humanwissenschaften (S. 49–61). Wiesbaden: Springer.
Neidhardt, F. (1979). Das innere System sozialer Gruppen. Kölner Zeitschrift für Soziologie und Sozialpsychologie (KZfSS), Bd. 31, 4, 639–660.
Pattakos, A. (2005). Prisoners of Our Thoughts. Viktor Frankl's Principles for Discovering Meaning in Life and Work. San Francisco, CA: Berrett-Koehler.
Pesendorfer, B. (1993). Organisationsdynamik. In G. Schwarz, P. Heintel, M. Weyrer, H. Stattler (Hrsg.), Gruppendynamik. Geschichte und Zukunft (S. 205–238). Wien: WUV.
Pieper, A. (2017). Einführung in die Ethik. Tübingen: A. Francke Verlag.
Schmid, B. (2019). Die Welt als Bühne. Mensch, Organisation und Rollen. OrganisationsEntwicklung, 4, 18–19.
Schulz von Thun, F. (1989). Miteinander reden 2. Stile, Werte und Persönlichkeitsentwicklung. Reinbek: Rowohlt.
Schwarz, G. (2007). Die »Heilige Ordnung« der Männer. Hierarchie, Gruppendynamik und die neue Genderlogik. Wiesbaden: Springer.
Simmel, G. (1992). Soziologie. Untersuchungen über die Formen der Vergesellschaftung (Erstveröff. 1908). Frankfurt a. M.: Suhrkamp.
Stähle, H. W. (1991): Redundanz, Slack und lose Kopplung in Organisationen: Eine Verschwendung von Ressourcen. In: Stähle, H. W./Sydow, J. (Hrsg.): Managementforschung (Bd. 1, S. 313–346). Berlin: De Gruyter.
Tönnies, F. (1991). Gemeinschaft und Gesellschaft. Grundbegriffe der Reinen Soziologie (Neudr. d. 8. Aufl. v. 1935; Erstveröff. 1887). Darmstadt: Wissenschaftliche Buchgesellschaft.
Weber, M. (1972). Wirtschaft und Gesellschaft. Grundriß der verstehenden Soziologie (5. Aufl.; Erstveröff. 1921/1922). Tübingen: Mohr Siebeck.
Weick, K. E. (1985). Der Prozess des Organisierens. Frankfurt a. M.: Suhrkamp.